特别感谢一对不愿留名的善良夫妇，他们的无私善心促成了本书的出版。

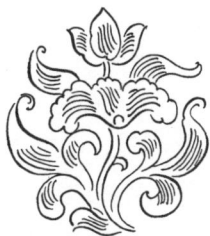

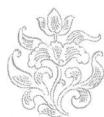

观照法

戒烟手册

文峰 ◎ 著

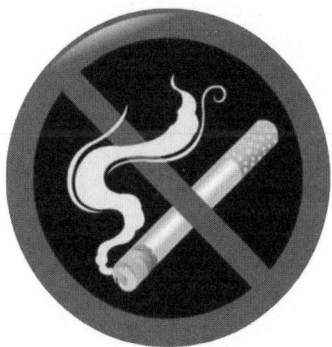

暨南大学出版社
JINAN UNIVERSITY PRESS

中国·广州

图书在版编目（CIP）数据

观照法戒烟手册/文峰著 . —广州：暨南大学出版社，2015.2
ISBN 978 – 7 – 5668 – 1350 – 3

Ⅰ. ①观… Ⅱ. ①文… Ⅲ. ①戒烟—手册 Ⅳ. ①R163 – 62

中国版本图书馆 CIP 数据核字（2015）第 032366 号

出版发行：暨南大学出版社

地　址：	中国广州暨南大学
电　话：	总编室（8620）85221601
	营销部（8620）85225284　85228291　85228292（邮购）
传　真：	（8620）85221583（办公室）　85223774（营销部）
邮　编：	510630
网　址：	http：//www. jnupress. com　http：//press. jnu. edu. cn
排　版：	广州市天河星辰文化发展部照排中心
印　刷：	佛山市浩文彩色印刷有限公司
开　本：	850mm×1168mm　1/32
印　张：	7. 75
字　数：	120 千
版　次：	2015 年 2 月第 1 版
印　次：	2015 年 2 月第 1 次
定　价：	25. 00 元

前　言

这本书献给所有正在吸烟但希望戒烟的人。

戒？还是不戒？这是一个困扰无数烟民的问题。

作为一个烟龄长达 20 年的前烟民，我理解烟民们内心的纠结：想戒烟，但不知道该怎样戒？

作为一个已成功戒烟近十年的前烟民，每当在公共场所看见有烟民偷偷摸出香烟，做贼似的吸着烟，周围人对他露出鄙夷、厌恶的神情时；每当看见从事着重体力工作的建筑工人，嘴里衔着烟，在烈日下挥汗如雨，烟草燃烧产生的灰色烟雾熏得他连眼睛都无法睁开时；每当看见一群不谙世事的青少年，嘴里叼着香烟招摇过市的时候；每当在电梯里看见那个咳嗽不停、肤色灰暗、嘴里散发出难闻烟味的老烟客的时

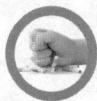

候……我总会不由生起悲悯之心，内心有一个声音在催促着我："去告诉他们关于吸烟的真相，去帮助他们脱离烟瘾的陷阱！"

正是对烟民的同理心和悲悯促使我编写了这本关于戒烟的书。

在总结自己成功戒烟的经验基础上，我进一步了解了与戒烟相关的知识，在震惊于吸烟危害之巨的同时，也洞察了吸烟的本质和真相：

——人们之所以吸烟是因为无知造成的。

——烟瘾是烟碱的强致瘾作用导致的。

——烟碱成瘾后，烟民身体会对烟碱持续产生渴求，当某些欲望出现时便会吸烟，以获得暂时的平静，这就是吸烟习惯的形成机制。

——戒烟难的根本原因在于缺少愿景和信仰。

——只要掌握要领，在吸烟欲望出现时，顿起觉照，以观照代替吸烟，戒烟其实很简单。

吸烟的最终结果就是使烟民提早死亡。而在痛苦死亡之前，烟民还将遭受烟碱数十年的"奴役"，并为购买香烟付出经济上的巨大代价。根据国家卫生部

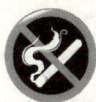

门的测算，我国有 3 亿烟民和高达 7.4 亿的二手烟受害者。在各种死亡的可控危险因素中，烟草是最可避免的死因之一，却每年造成大约 120 万中国人死亡。尽管吸烟后果如此严重，许多烟民仍然没有将戒烟真正付诸行动，因为烟民感觉戒烟很难。一些烟民也曾经尝试过各种戒烟方法，但都以失败告终，这又进一步强化了烟民对戒烟难的感受。

但这只是一种错觉。事实上，认为戒烟难与认为吸烟有助于舒缓神经紧张、减轻压力都是烟民错误的认知。而基于错误认知的行为，其结果可想而知。犯错虽然是人的共性，但如果人一生中不断重复犯同样的错误就是极端愚蠢的行为。

古人云："授人以鱼不如授人以渔。"烟民需要认清吸烟陷阱的各种真相，需要知道如何才能逃出吸烟陷阱并亲身去实践，需要知道戒烟后怎样才能避免重蹈覆辙。这就是我编写本书的目的。

本书内容分为五个部分。

第一部分"吸烟的危害"，从医学的角度让读者了解吸烟对身体造成的巨大伤害，激发烟民戒烟的愿望。

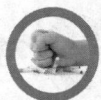

第二部分"烟瘾的真相",从药理学、脑神经科学、行为心理学的角度揭示烟碱致瘾的真相,并让读者了解吸烟习惯的形成机制,帮助烟民认清烟瘾的真相,强化戒烟的决心。针对社会上广泛存在的对于戒烟问题的一些错误认知,逐一予以批驳,揭示问题真相,避免烟民被误导。

第三部分"观照戒烟法",为读者提供了一种新颖的戒烟方法。这种基于佛教内观原理的戒烟方法看似简单,实则包含作者对于各种心瘾实相的领悟和对习惯形成机制的深入理解,其中蕴藏的道理极为深刻。善用此方法,将帮助烟民彻底戒掉烟瘾。

第四部分"戒烟日志",是本书提供给读者实践戒烟新法的重要工具,能帮助烟民在 21 天的脱瘾关键期里,不断强化戒烟愿景,集每日戒烟成功之跬步,达到最终戒烟成功的目标。需要指出的是,这部分并不只是提供给读者阅读,而是提供给读者使用的,是对本书知识的学以致用。

第五部分"戒烟后的注意事项",针对烟民戒烟后可能出现的心理松懈,作专门的提醒,避免烟民在

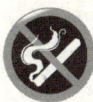

脱瘾后复吸致使前功尽弃。

为了帮助读者认识佛教内观的原理和方法，本书还提供了一些知识链接，如著名佛学导师关于内观问题的开示，以及佛教关于空性的著名经典——《般若波罗蜜多心经》等。请不要排斥这些属于心灵层面的智慧，因为戒烟的过程实质正是我们认识空性的过程，读者如能从中有所领悟，其在思想上的收获甚至远大于戒烟成功本身。

本书的出版得到了很多人的帮助和支持，在此表示感谢。感谢我的妻子在整理资料时的辛勤付出；感谢暨南大学出版社社长助理金凤强先生对出版本书的大力支持；感谢暨南大学 EMBA 联合会、暨南大学 E 慈善会、暨南大学 EMBA2011（1）班同学们为本书提供的助力。

文　峰

2014 年 5 月 31 日（第 27 个世界无烟日）

目　录

前　言/1

1　吸烟的危害/1

1.1　中国人与烟草/3

1.2　吸烟有哪些危害/6

2　烟瘾的真相/29

2.1　认识烟碱/31

2.2　什么是成瘾/34

2.3　烟碱是怎样让人成瘾的/37

2.4　习惯是如何养成的/40

2.5　如何改变习惯/44

2.6　关于吸烟的那些幻象/55

1

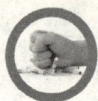

3　观照戒烟法/85

4　戒烟日志/119

5　戒烟后的注意事项/227

参考文献/237

后　记/238

吸烟的危害

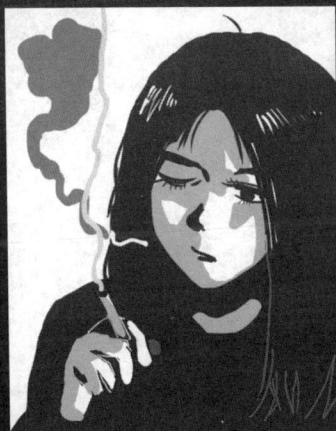

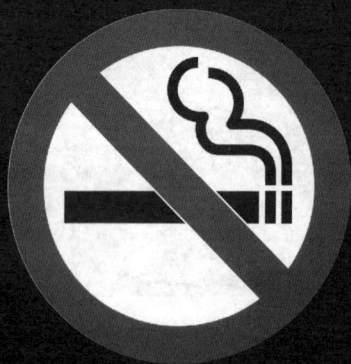

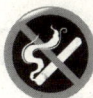

我们的思考和行动，由于我们未能注意到某些事物而受到限制。因为我们没能注意到这些事物，我们也就无法改变它们，除非我们认识到，未注意这些事物会怎样局限我们的思想和行为。

——R. D. 莱茵

如果你在百度上搜索"吸烟的危害"，将会得到2 100多万个结果。不过对大多数烟民来说，这些存在于网络的知识和信息，可能完全没有意义，因为他们往往会选择视而不见。从逻辑上说，一个烟民只有真正了解了吸烟的危害，才可能将戒烟付诸实施。如果你有意戒烟，我强烈建议你耐心读完本部分内容。

1.1 中国人与烟草

中国古代人是不吸烟的。烟草传入中国，大约在

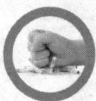

16 世纪末明朝万历年间（1573—1619）。据史学家研究认为，烟草通过三条路径传入中国，一条是从菲律宾传到中国台湾、福建，再传到北方各地；一条是从南洋传入广东；还有一条则是从日本经朝鲜传到辽东。一般认为最早传入中国是从菲律宾传到中国台湾、福建两地。明朝崇祯末年，吸烟盛行。到清朝时，此风更盛。凡有客至，先敬烟，后敬茶，已成习俗。

清代前期，商品经济已经有了显著的发展，在客观上为烟草生产发展和吸烟的普及提供了有利条件。烟草具有一定的药用功效。早期的吸烟宣传，十分强调甚至夸大了烟草的药用功效，这对烟草的传播产生过深刻的影响。最早提及烟草的有关医书，多记载它可"辟瘴"、"祛寒"，甚至有"疗百疾"之功。

明清时烟草常用作馈赠和待客之物。烟草又有"烟酒"和"干酒"之称，从上层社会到民间，与茶、酒同为待客之物。《食物本草会纂》云："普天之下，好饮烟者无分贵贱，无分男妇，用以代敬代酒，刻不能少，终身不厌。"

烟草传入中国之初，吸烟在文人学士、达官贵绅

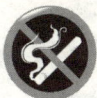

中被认为是一种雅好，吸烟的情趣往往被着力渲染，以烟为题的文章、诗词在文苑中俯拾皆是。清代红学研究家蔡家琬在其所著《烟谱》中提到，有人认为"士不吸烟饮酒，其人必无风味"。正是追逐这种所谓的绅士风味，使不少人对烟草由"索而赏试"到"顷必必需"，甚至达到"如感狐媚，如蛊妖色"的地步。清人金学诗在《无所用心斋琐语》中描述苏州一带官绅之家娇柔女子吸烟之状云："苏城风俗，妇女每耽安逸，缙绅之家尤甚。日高，春犹有酣，寝未起者，簪花理发，举动需人，妆毕向午，如出闺房，吸烟草数筒。"《广西通志》描述苗族妇女喜吸烟，每以烟筒插髻。《烟草谱》记载咏长烟袋诗云："这个长烟袋，妆台放不开。伸时窗纸破，钩进月光来。"曾帮助林则徐研究戒烟方的清代名医何其伟《爱筠索咏烟筒》诗云："亦知无甚味，只是苦相思。"

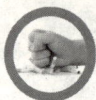

1.2　吸烟有哪些危害

　　我国明、清医药学家已观察到烟草对人体的毒副作用。如《滇南本草》中记载，烟草"令人烦乱，不省人事"；《本草汇言》记载"偶有食之，其气闭，闷昏如死，则非善物可知矣"。中医张景岳曾说："烟能散邪，亦必耗气"，进而指出"烟也损人"。

　　烟草燃烧时所产生的烟雾中至少含有2 000多种有害成分，包括一氧化碳、烟碱等生物碱、胺类、腈类、醇类、酚类、烷烃、烯烃、羰基化合物、氮氧化物、多环芳烃、杂环族化合物、重金属元素、有机农药。吸烟时，烟雾大部分吸入肺部，小部分与唾液一起进入消化道。烟雾中有害物质部分停留在肺部，部分进入血液循环，流向全身。其中，醛类、氮氧化物、烯烃类化合物会对呼吸道黏膜产生炎症刺激；腈类、胺类、重金属元素会对细胞产生毒性作用；烟碱等生

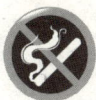

物碱会刺激交感神经，让吸烟者形成依赖，产生成瘾作用；多环芳烃的苯并芘以及镉、二甲基亚硝胺、β－萘胺等会对人体具有致癌作用；酚类化合物对人体具有促癌作用；一氧化碳会使红细胞失去携带氧气的能力。

评价烟草的有害物质含量通常采用"烟焦油和一氧化碳"，要求每支烟产生的烟焦油在 15 毫克以下，但实测往往超过数倍。按一天吸烟 20 支，其中四分之一吸入体内计算，吸烟者每天吸入的烟焦油量约为 120～200 毫克。烟焦油中的有害物质联合作用是人类患癌的一大威胁。组成烟焦油的多种致癌物质，当吸入的量达到一定水平，就是致癌的催化剂。

一支香烟所含的烟碱可毒死一只小白鼠，20 支香烟中的烟碱可毒死一头牛。如果人一次大量吸食烟碱 50～70 毫克（相当于 40～60 支香烟的烟碱的含量）就可能导致死亡。如果将一支雪茄或三支香烟的烟碱注入人的静脉 3～5 分钟即可致人死亡。

吸烟引起急性中毒死亡的案例，中国早已有发生，吸烟多了就会像喝醉酒似的昏倒在地，口吐黄水而死。

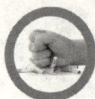

英国一个长期吸烟的 40 岁男子，因从事一项十分重要的工作，一夜吸了 14 支雪茄和 40 支香烟，早晨感到难受，经医生抢救无效死去。法国的某俱乐部举行吸烟比赛，优胜者吸了 60 支香烟，还未来得及领奖即死去，其他参赛者也都因生命垂危而被送往医院抢救。

为什么有些人吸烟量较大却并不中毒呢？每日吸香烟一盒（20 支）以上的人很多，其中烟碱含量大大超过人的致死量，但急性中毒死亡者却很少，原因是烟草中的部分烟碱被烟雾中的甲醛中和了，而且大多数人并不是连续吸烟，这些烟碱是间断缓慢进入人体的。此外，纸烟点燃后 50% 的烟碱随烟雾扩散到空气中，5% 随烟头被扔掉，25% 被燃烧破坏，只有 20% 被身体吸收。而烟碱在体内会被迅速解毒并随尿液排出体外。并且长期吸烟者的身体也已对烟碱具有较强的耐受性。

吸烟能损害人体的各个组织器官，引起癌症、高血压、冠心病、脑中风、消化性溃疡、慢性支气管炎、肺气肿等多种疾病。吸烟已经成为西方世界的头号杀手，每年有 250 万人死于吸烟。据世界卫生组织估计，

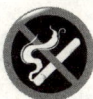

全世界每天死于吸烟的达 8 000 人。牛津大学癌症研究所皮托教授指出："经常吸烟的人中三分之一将死于这一嗜好，其中一半人只能活到中年。"在发达国家中，吸烟与因肺癌死亡的人数的 85% 有关，与因支气管炎及肺气肿死亡总人数的 75% 有关，与因心脏病死亡总人数的 25% 有关。据统计，英国平均每 4 个吸烟者中就有 1 人死于肺癌，中年死亡者中三分之一的人死于肺癌和因吸烟引起的心脏病。研究显示，癌症患者发病的三分之一与吸烟有关。据 1999 年 5 月中国医学科学院肿瘤研究所刘伯齐教授等发表的研究结果，1990 年，吸烟造成中国 60 万人死亡，到 21 世纪中叶每年将有约 300 万人死于吸烟。自世界卫生组织《烟草控制框架公约》2006 年 1 月 9 日在中国生效之日起至 2014 年 5 月 16 日，中国死于烟害的人数已达 924 万人。因此，可以毫不夸张地说，吸烟是一种病，而且是人类有史以来所承受的最可怕的灾难，甚至超过战争、饥荒和其他疾病。

吸烟危害之一：导致癌症。

吸烟致癌在世界范围内已经为人所公认。据世界

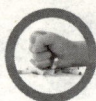

卫生组织调查，在发达国家四分之一的癌症患者中，吸烟的占90%。流行病学调查表明，吸烟是肺癌的重要致病因素之一，特别是鳞状上皮细胞癌和小细胞未分化癌。吸烟者患肺癌的危险性是不吸烟者的13倍，如果每日吸烟在35支以上，则其危险性比不吸烟者高45倍。吸烟者肺癌死亡率比不吸烟者高10～13倍。肺癌死亡人数中约85%由吸烟造成。据中国肿瘤防治研究办公室调查，20世纪90年代初，中国肺癌的死亡人数比70年代中期增加了一倍半。江苏省近20年来肺癌死亡率上升了3.67倍。在抽样调查的74个城市里，肺癌死亡已占全部癌症死亡的第一位。1975年，中国男性因患肺癌死亡约3万人，如果中国的吸烟率降不下来，到2025年男性肺癌患者每年将死亡90万人，相当于70年代的30倍。吸烟者如同时接触化学性致癌物质（如石棉、镍、铀和砷等）则患上肺癌的危险性将更高。烟叶烟雾中的多环芳香族碳氢化合物，需经多环芳香碳氢化合物羟化酶代谢作用后才具有细胞毒和诱发突变作用，而在吸烟者体内该羟化酶浓度较不吸烟者高。吸烟可降低自然杀伤细胞的活

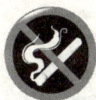

性，从而削弱机体对肿瘤细胞生长的监视、杀伤和清除功能，这就进一步解释了吸烟是致使多种癌症发生的原因。吸烟者喉癌发病率较不吸烟者高十几倍。膀胱癌发病率提高 3 倍，这可能与烟雾中的 β - 萘胺有关。此外，吸烟与唇癌、舌癌、口腔癌、食道癌、胃癌、结肠癌、胰腺癌、肾癌和子宫颈癌的发生都有一定关系。临床研究和动物实验表明，烟雾中的致癌物质还能通过胎盘影响胎儿，致使吸烟者子代的癌症发病率显著提高。

美国研究人员公布的一项研究结果显示，烟碱能够阻碍紫杉醇等化疗药物杀死肺癌细胞，这项研究结果或许有助于解释为何吸烟的肺癌患者治疗起来难度很大。美国研究人员在《国家科学院学报》上发表的一篇论文中说："我们的研究结果显示，与接受治疗前戒烟的患者相比，没有戒烟的患者的存活率糟糕得多，这与临床研究的结果是一致的。"研究人员说，这些研究结果也许还表明，对已经戒烟但使用烟碱贴片和烟碱嚼片等烟碱补充剂的癌症患者的治疗可能达不到应有的效果。莫菲特·李癌症医疗与研究中心位

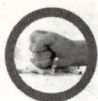

于美国佛罗里达州坦帕，该中心的斯里库马尔·切拉潘及其同事用吉西他滨、顺铂和紫杉醇这三种普通抗癌药物，对从肺癌肿瘤中提取的几种不同细胞分别进行了试验。研究人员说，加入少量烟碱，即剂量相当于一名普通吸烟者血液中能够发现的烟碱含量，就会干扰这些药物对肿瘤细胞的作用。切拉潘的研究小组发现，烟碱可以增强两种蛋白质的活性，从而保护癌细胞。这两种蛋白质有抑制细胞凋亡的作用。他们说，只有在这两种蛋白质得到抑制的情况下，药物才能发挥出正常的作用。

吸烟危害之二：导致心、脑血管疾病。

研究认为，吸烟是许多心、脑血管疾病的主要危险因素，吸烟者的冠心病、高血压、脑血管病及周围血管病的发病率较不吸烟者均明显升高。据统计资料显示，冠心病和高血压患者中75%有吸烟史。冠心病发病率吸烟者较不吸烟者高 3.5 倍，冠心病病死率前者较后者高 6 倍，心肌梗塞发病率前者较后者高 2~6 倍，病理解剖也发现，冠状动脉粥样硬化病变前者较

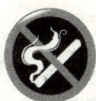

后者广泛而严重。高血压、高胆固醇及吸烟三项具备者冠心病发病率要增加 9 ~ 12 倍。心血管疾病死亡者中的 30% ~ 40% 是由吸烟引起,死亡率的增长与吸烟量成正比。烟雾中的烟碱和一氧化碳是公认的引起冠状动脉粥样硬化的主要有害因素,多数学者认为,血脂变化、血小板功能及血液流变异常起着重要作用,高密度脂蛋白胆固醇(HDL – C)可刺激血管内皮细胞前列环素(PGI2)的生成,PGI2 是最有效的血管扩张和抑制血小板聚集的物质。吸烟可损伤血管内皮细胞,并引起血清 HDL – C 降低,胆固醇升高,PGI2 水平降低,从而引起周围血管及冠状动脉收缩、管壁变厚、管腔狭窄和血流减慢,造成心肌缺氧。烟碱又可促使血小板聚集。烟雾中的一氧化碳与血红蛋白结合形成碳氧血红蛋白,影响红细胞的携氧能力,造成组织缺氧,从而诱发冠状动脉痉挛。由于组织缺氧,造成代偿性红细胞增多症,使血黏滞度提高。此外,吸烟可使血浆纤维蛋白原水平增加,导致凝血系统功能紊乱;吸烟还可影响花生四烯酸的代谢,使 PGI2 生成减少,血栓素 A2 相对增加,从而使血管收缩,血小

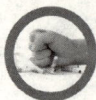

板聚集性增加。以上这些都可能促进冠心病的发生和发展。由于心肌缺氧，使心肌应激性增强，心室颤动阈值下降，所以有冠心病的吸烟者更易发生心律不齐，猝死的危险性也会大大提高。据报告，吸烟者发生中风的危险是不吸烟者的 2 ~ 3.5 倍；如果吸烟和高血压同时存在，中风的危险性就会升高近 20 倍。此外，吸烟者易患闭塞性动脉硬化症和闭塞性血栓性动脉炎。吸烟还可引起慢性阻塞性肺病，最终导致肺源性心脏病。

吸烟危害之三：导致呼吸道疾病。

吸烟是慢性支气管炎、肺气肿和慢性气道阻塞的主要诱因之一。实验研究发现，长期吸烟可使支气管黏膜的纤毛受损、变短，影响纤毛的清除功能。此外，黏膜下腺体增生、肥大，黏液分泌增多，成分也有改变，容易阻塞细支气管。在实验中，狗接触大量的烟尘可引起肺气肿性改变。中国医科大学呼吸疾病研究所的一项研究发现，吸烟者下呼吸道巨噬细胞（AM）、嗜中性粒细胞（PMN）和弹性蛋白酶较不吸

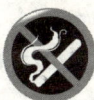

烟者明显增多，其机制可能是由于烟粒及有害气体的刺激，下呼吸道单核巨噬细胞系统被激活，活化的AM 除能释放弹性蛋白酶外，同时又释放 PMN 趋化因子，使 PMN 从毛细血管移动到肺部。激活的 AM 还释放巨噬细胞生长因子，吸引成纤维细胞；PMN 又释放大量的毒性氧自由基和包括弹性硬蛋白酶、胶原酶在内的蛋白水解酶，作用于肺的弹性蛋白、多黏蛋白、基底膜和胶原纤维，从而导致肺泡壁间隔的破坏和间质纤维化。据报道，1986 年美国患慢性阻塞性肺病（简称 COPD）者近 1 300 万人，1991 年死亡 9 万多人，吸烟是其主要病因。吸烟者患慢性气管炎较不吸烟者高 2~4 倍，且与吸烟量和吸烟年限成正比例，患者往往有慢性咳嗽、咯痰和活动时呼吸困难等症状。肺功能检查显示呼吸道阻塞，肺顺应性、通气功能和弥散功能降低及动脉血氧分压下降。即使年轻的无症状的吸烟者也有轻度肺功能减退症状。COPD 易致自发性气胸。吸烟者常患有慢性咽炎和声带炎。

吸烟危害之四：导致消化道疾病。

吸烟可造成胃酸分泌增加，一般比不吸烟者增加

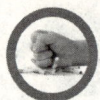

91.5%，并能抑制胰腺分泌碳酸氢钠，致使十二指肠酸负荷增加，诱发溃疡。烟草中的烟碱可使幽门括约肌张力降低，使胆汁易于反流，从而削弱胃、十二指肠黏膜的防御因子，促使慢性炎症及溃疡发生，并使原有溃疡延迟愈合。此外，吸烟可降低食管下括约肌的张力，易造成反流性食管炎。

吸烟危害之五：导致不育和阳痿。

有研究证明，烟碱有降低性激素分泌和杀伤精子的作用，使精子数量减少，形态异常和活力下降，以致受孕机会减少。

英国科学家发表的一项最新研究结果显示，香烟会引起阳痿。与那些不吸烟的男性相比，吸烟的男性发生阳痿的危险性要高出40%。

研究人员介绍说，他们的研究证明，吸烟越多，男性在性生活中出现性无力的危险也就越大。即使是那些一天吸烟量在20支以下的男性，其发生性无力的危险也较不吸烟的男性要高出24%。研究人员还指出，吸烟对男性性健康的影响不仅仅限于岁数大的男

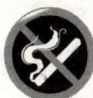

性，同时也殃及较为年轻的吸烟者。

在这项研究中，研究人员对 8 000 名年龄在 16 岁至 59 岁之间的澳大利亚男性进行了调查。在这些人中间，有十分之一的人在过去的一年里至少出现过一次持续时间长达一个月以上的性无力症状，大约有四分之一的人为吸烟者，其中大约有 6% 的人一天的吸烟量超过了 20 支。研究结果显示，一天吸烟量超过一包的吸烟者发生性无力的危险性增加了 39%。

研究人员告诫说，长期以来，香烟一直被吹捧为阳刚男性活力的象征。然而事实证明，吸烟不仅是造成男性阳痿的主要元凶之一，而且也预示着吸烟者的心脏因吸烟而开始受到损害。对于年轻人来讲，要想避免出现性无力的尴尬，就应当拒绝吸烟。

吸烟危害之六：导致眼耳疾病。

吸烟可引起烟草性弱视，老年人吸烟可引起黄斑变性，这可能是由于动脉硬化和血小板聚集率增加，促使局部缺氧所致。美国一项研究还发现，在强噪声中吸烟，会造成永久性听力衰退，甚至耳聋。

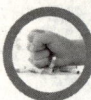

吸烟危害之七：严重危害女性健康。

吸烟对妇女的危害更甚于男性，吸烟妇女可引起月经紊乱、受孕困难、宫外孕、雌激素低下、骨质疏松以及更年期提前。女性 90% 的肺癌、75% 的 COPD 和 25% 的冠心病都与吸烟有关。吸烟妇女死于乳腺癌的比率比不吸烟妇女高 25%。吸烟带给女性的危害还有：

（1）影响美容：吸烟女性的皮肤比不吸烟女性要显得衰老，皱纹多，色泽带灰。尤其是两眼角、上下唇部及口角处皱纹明显增多。

（2）易患艾滋病：主要表现在吸烟对免疫系统的影响。吸烟可使活化的免疫细胞 CD4 和淋巴细胞明显减少。吸烟可影响免疫系统，使免疫力下降。因此在相同情况下，吸烟者比未吸烟者更易患艾滋病。

（3）易引起流产：每天吸烟 10 支以上的孕妇，其流产率比不吸烟孕妇高一倍以上；吸烟妇女早产发生率是不吸烟妇女的两倍。据最新研究显示，孕妇吸烟量愈大，其子女将来因暴力犯罪而被捕的可能性也

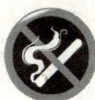

愈大。

（4）生育率下降：根据英国牛津计划生育学会对 17 000 位育龄妇女 11 年的研究所得出的结论，吸烟降低生育率，每天吸 10 支烟以上的妇女不育率为 10.7%，而不吸烟妇女的不育率只有 5.4%。而另一项调查认为吸烟妇女与不吸烟的女性相比，患不孕症的可能性高 2.7 倍；如果夫妻双方都吸烟，则不孕的可能性比不吸烟的夫妻高 5.3 倍。

（5）孕期异常：吸烟可导致怀孕妇女出现许多异常症状：①流产、早产的发生率比不吸烟的妇女要高。1977 年新英格兰医学杂志报道，纽约 574 名流产的妇女和 320 名对比观察的妇女相比，发现吸烟妇女比不吸烟妇女流产的比例高 80%。②妊娠合并症的发生率高，妊娠水肿发生率吸烟者为 56.2%，不吸烟者为 12.9%；先兆子痫发生率吸烟者为 9.8%，不吸烟者为 3.4%。③美国医学家发现，吸烟妇女宫外孕的危险增加 40%。④孕期出血，吸烟者为 18%，不吸烟者为 11%。⑤胎盘早期剥离，吸烟者为 2.9%，不吸烟者为 1.6%。

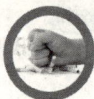

（6）月经不调：妇女吸烟会使月经初潮推迟，经期紊乱，痛经和绝经期提前。1949年一位外国学者对458名吸烟妇女和5 000名不吸烟妇女观察20年，发现经期紊乱的发生率吸烟者比不吸烟者约多2倍，过早绝经的多10倍以上。

（7）患肿瘤的危险增加：吸烟妇女比不吸烟者患子宫颈瘤或其他恶性肿瘤的概率高50%。每天吸20支烟的妇女患乳腺瘤是不吸烟者的9.2倍，吸20支以上的妇女是不吸烟者的26.4倍。如果女性每天和男性抽一样多的烟，得肺癌的概率是男性的3倍。

（8）易患盆腔炎症：美国妇产科专家调查发现，无论是仍在吸烟还是已经戒烟的妇女，都因吸烟增加了患盆腔炎症的危险，其患病率吸烟者比不吸烟者高70%。

（9）避孕妇女吸烟危害更大：据统计，40～50岁的妇女服用避孕药同时又吸烟其心脏病的发病率会大大提高。吸烟妇女发生蛛网膜下出血的危险性比不吸烟者高5.7倍，而既吸烟又服避孕药的妇女患该病的危险性竟比不吸烟又不服避孕药者高22倍。

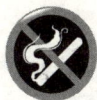

（10）影响体重加速早衰：专家调查表明，吸烟对妇女皮下脂肪层的厚度有影响，因此多数吸烟妇女身体不丰满，皮肤不滋润，皮肤皱纹加快出现。由于烟碱刺激微血管发生收缩痉挛，皮肤供氧供血不足，加速衰老。

（11）影响胎儿：怀孕期间吸烟较多的妇女，其子女染上烟瘾的概率是不吸烟者的两倍。而如果母亲在怀孕期间至少有一天吸了一包烟，其小孩与那些在母体中未接触过烟碱的人相比，成年后更易染上烟瘾。研究人员认为，接触烟碱有可能改变胎儿的大脑结构，使其在成年后更易染上烟瘾。他们建议母亲在生完孩子后也不要吸烟，因为烟碱可以通过母乳或空气传递给婴儿。此外，在怀孕期间吸烟还可能会有其他不良影响，包括流产率提高、婴儿出生时体重低、婴儿猝死症候群等。孕妇本人吸烟数量的多少，直接影响到婴儿出生前后的死亡率。每天吸烟不足一包的，婴儿死亡危险率为20%；每天吸烟一包以上的，婴儿死亡危险率为35%以上。孕妇吸烟易引起自发性流产、胎儿发育迟缓和新生儿低体重。其他如早产、死产、胎

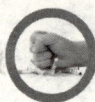

盘早期剥离、前置胎盘等均可能与吸烟有关。妊娠期吸烟可增加婴儿出生前后的死亡率和先天性心脏病的发生率。以上这些危害是由于烟雾中的一氧化碳等有害物质进入胎儿血液，形成碳氧血红蛋白，造成缺氧；同时烟碱又使血管收缩，减少了胎儿的血供及营养供应，从而影响胎儿的正常生长发育。

吸烟危害之八：导致大脑疾病。

由英国伦敦国王学院进行的一项研究发现，吸烟和高血压都会导致大脑老化速度加快。研究人员称，吸烟者需要改变他们的生活方式，以降低认知能力下降的风险。

吸烟危害之九：导致基因突变。

香烟中的致癌物直接导致脱氧核糖核酸（DNA）突变，烟民平均每吸 15 支烟，DNA 就可能会发生一次突变，并造成永久性损伤，因为突变基因会代代相传。

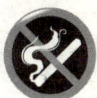

吸烟危害之十：产生二手烟污染。

二手烟是烟草燃烧过程中散发到空气中的烟雾，包括吸烟者吐出的烟雾和烟草燃烧过程中产生的烟雾，二手烟在成分上与吸烟者吸入的主流烟雾没有差别。1972 年，美国卫生总监报告提出被动吸烟危害健康。历经近 40 年的努力，全世界科学家经过上万个科学研究共同证实，被动吸烟的烟雾同样可引起肺癌等恶性肿瘤，慢阻肺，心、脑血管病等严重疾病，使非吸烟者的冠心病发病率增加 25% ~30%，肺癌发病率提高 20% ~30%。二手烟也可以导致新生儿猝死综合征、中耳炎和低出生体重等，尤其可危害孕妇、婴儿和儿童的健康。此外，由于二手烟包含多种能够迅速刺激和伤害呼吸道黏膜的化合物，因此即使短暂的接触，也会导致上呼吸道损伤，激发哮喘频繁发作；增加血液黏稠度，损伤血管内膜，引起冠状动脉供血不足，增加心脏病发作的危险等。

如今二手烟雾已被美国环保署和国际癌症研究中心确定为人类 A 类致癌物质。美国国立职业安全和卫

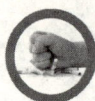

生研究院已得出结论：二手烟雾是职业致癌物。世界卫生组织《烟草控制框架公约》第 8 条实施准则指出：二手烟暴露没有安全水平。国外的大量研究也表明，只有完全无烟环境才能真正有效地保护不吸烟者的健康。2007 年 5 月 29 日，中国卫生部发布《2007年中国控制吸烟报告》。报告指出，我国有 5.4 亿人遭受被动吸烟之害，其中 15 岁以下儿童有 1.8 亿，每年死于被动吸烟的人数超过 10 万，而被动吸烟危害的知晓率却只有 35%。二手烟既包括吸烟者吐出来的主流烟雾，也包括从纸烟、雪茄或烟斗中直接冒出来的侧流烟。二手烟中包含 4 000 多种物质，其中包括 40 多种致癌有毒物质。在二手烟中，许多化合物在侧流烟中的释放率往往高于主流烟。世界卫生组织的报告表明，二手烟对被动吸烟者的危害一点也不比主动吸烟者少，特别是对少年儿童的危害尤其严重。调查显示，在我国，被动吸烟的主要受害者是妇女和儿童，尽管他们并不吸烟，但经常在家庭、公共场所被动吸入二手烟。除此之外，职场、会场等也经常会成为二手烟泛滥的场所。受害者虽然没有直接吸烟，可是吸入二

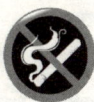

手烟，仍能对身体造成危害，甚至比吸烟者的危害更大。

吸烟危害之十一：严重影响青少年的成长。

据医学家研究表明，青少年正处在生长发育时期，各生理系统、器官尚未成熟，其对外界环境有害因素的抵抗力较成人弱，易于吸收毒物，影响身体的正常生长。据美国 25 个州的调查，吸烟开始年龄与肺癌死亡率呈负相关。若将不吸烟者肺癌死亡率定为 1.00 时，15 岁以下开始吸烟者其死亡率为 19.68；20～24 岁为 10.08；25 岁以上为 4.08。说明吸烟开始年龄越早，肺癌发生率与死亡率越高。吸烟损害大脑，使智力受到影响。在烟草烟雾中，一氧化碳含量很高。吸入人体后，与血液中的血红蛋白结合成碳氧血红蛋白，使血红蛋白不能正常地与氧结合成氧合血红蛋白，因而失去携氧的功能。此外，一氧化碳与血红蛋白结合力要比氧气大 260 倍，而从碳氧血红蛋白中离解出一氧化碳的速度又比从氧合血红蛋白中分离出氧的速度慢得多。久而久之，大脑就会受到损害，思维变得迟钝，

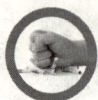

记忆力逐渐减退。这样，必然会影响学习，使学生的学习成绩下降。

吸烟危害之十二：导致环境污染。

从大气污染的角度看，在一般通风不良而吸烟者又较多的地方，每一毫升烟雾里含有50亿个烟尘颗粒，它是平常空气中所含尘埃微粒的5万倍。一氧化碳的浓度超过工业允许阈值的840倍。大量的一氧化碳存在使人精神疲惫，劳动效率降低，血液中碳氧血红蛋白浓度可上升到中等中毒程度。

烟雾中含有许多致病物质，如烟碱、二氧化氮、氢氰酸、丙烯醛、砷、铅、汞等。据国外分析，烟雾中上述各种物质的浓度远远超过工业许可阈值，而后者是发达国家规定工人接触有害气体的最高浓度。烟草烟雾对人群的危害超过工业污染的化学气体。

多数材料指出：暴露在充满烟草烟雾的房间内仅1小时，被动吸烟者血液中碳氧血红蛋白会由1.6%升到2.6%，大致相当于吸一支含中等量焦油的卷烟。暴露在一氧化碳浓度为20ppm的环境下两小时，等于

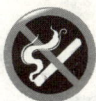

实际吸 10 支普通卷烟。这说明被烟草烟雾危害程度取决于暴露的时间和周围气体中烟雾的浓度。

意大利新技术、能源与经济可持续发展署（ENEA）曾发布 ENEA 与雷焦艾米利亚地方卫生署合作完成的一项研究成果，称废弃烟头对于环境的危害应该引起重视。研究表明，每点燃一支香烟，将释放 4 000 种有毒有害物质，其中部分毒害成分将残存于废弃烟头中，包括氨、醋酸、钋 -210、醋酸纤维素以及塑料材料。尽管单个烟头中的有害成分含量不高，但由于废弃烟头总量庞大，其对环境的危害不容忽视。据统计，意大利约有 1 300 万吸烟者，每年产生约 720 亿个废弃烟头，将释放约 324 吨烟碱、18 亿贝克钋 -210、1 800 吨挥发性有机化合物、21.6 吨有毒气体、1 440 吨焦油和 12 240 吨醋酸纤维素。此外，研究人员还强调，废弃烟头往往随生活垃圾广泛散布于环境中，难以进行无害化处理，因此呼吁人们重视废弃烟头对环境的危害，将其作为有害垃圾与其他垃圾区别对待。此外，烟头往往会成为森林火灾的罪魁祸首。烟头虽小，威力甚大。随意地一扔，有可能就会造成

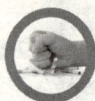

几亿元的损失和无法挽回的环境代价。

无烟烟草也有危害。

2009 年 8 月美国研究人员发表研究报告说，鼻吸或咀嚼无烟烟草与吸普通香烟一样有害健康。无烟烟草制品包括嚼烟和鼻烟等，由于不产生烟雾，被认为比普通香烟危害小。作为一种烟草替代品，无烟烟草从 20 世纪 80 年代起开始在美国流行。但是，明尼苏达大学研究人员在美国化学协会年会上发表报告说，他们研究发现，一小撮无烟烟草中所含的烟碱和亚硝胺量相当于吸 5 支普通香烟的量。负责这项研究的斯捷潘诺夫还指出："这再次说明使用无烟烟草是不安全的，同样会对健康造成危害。"斯捷潘诺夫还指出，之前已有研究发现，在无烟烟草制品中含有约 28 种可以致癌的化学物质，他们这次又在鼻烟中发现了更多的致癌物质，而且长期使用鼻烟，同样会使人对尼古丁上瘾。研究报告称，尽管使用无烟烟草不会产生烟雾，但在将烟叶烘干加工成无烟烟草制品的过程中，烟叶会遭到多环芳烃物质的污染，而多环芳烃已被公认为是一种高致癌性化学物质。

烟瘾的真相

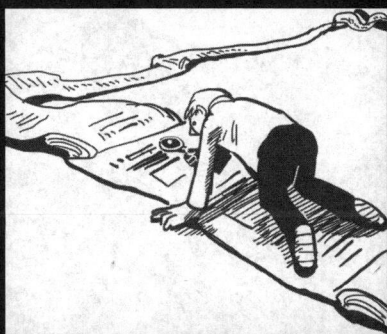

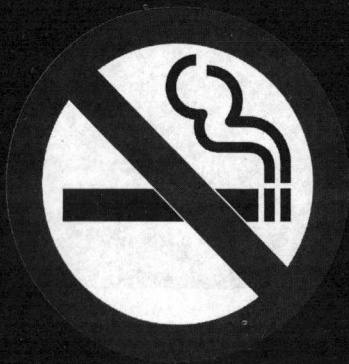

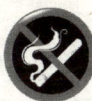

　　摆脱痛苦、求得长期解决的最好方法，往往是唯一的方法，就是首先要理解造成这种痛苦的根本性问题。就像那些人类历史上最重要的突破一样，问题的解决方案来自于与旧观念的彻底决裂。

——史蒂芬·柯维

　　前面简要介绍了吸烟产生的巨大危害。但是，只知道吸烟的严重后果或许还不足以让你下定戒烟的决心，因为你已经处于烟瘾的陷阱之中不可自拔。

　　要搞清烟瘾陷阱的真相，我们需要了解一些药理学和脑神经科学的知识。

2.1　认识烟碱

　　烟碱，俗称尼古丁，是一种存在于茄科植物中的生物碱。烟碱是烟草的重要成分，烟碱这一名称，来

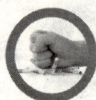

自烟草的学名 Nicotiana tabacum，而烟草的学名是以一位驻葡萄牙的法国人 Jean Nicot de Villemain 而命名。1560 年，他将烟草的种子由巴西寄回巴黎，并将之推广于医疗上。1828 年，德国化学家 Posselt 和 Reimann 首次将烟碱由烟草中分离出来，1843 年，Melsens 提出烟碱的化学式。1893 年，Adolf Pinner 发现烟碱的结构，1904 年，A. Pictet 和 Crepieux 成功运用合成的方法得到烟碱。

烟碱是一种难闻、味苦、无色透明的油质液体，挥发性强，在空气中极易氧化成暗灰色，可迅速溶于水、乙醇、氯仿、乙醚、油类中。自由基态的烟碱燃点低于沸点，空气中低蒸气压时，其气体达 308K（35℃；95°F）会燃烧。基于这个原因，烟碱大部分是经由点燃烟品时产生。

烟碱作用于烟碱乙酰胆碱接受体（注：位于人体神经节与神经肌肉接头的胆碱接受体对烟碱较为敏感，因此也称为烟碱受体或 N 受体，其中，分布于神经节部位的 N 受体被称为 N1 受体，分布于神经肌肉接头部位的 N 受体被称为 N2 受体），特别是自律神经上的

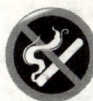

接收器和中枢神经的接收器，前者位于副肾髓质和其他位置，后者位于中枢神经系统。低浓度时，烟碱增加了这些接受体的活性，烟碱对于其他神经传递物也有少量直接作用。

对中枢神经系统。烟碱可与烟碱乙酰胆碱接收器结合，增加神经传递物的量，脑中的多巴胺增加，产生幸福感和放松感。

对周边神经系统。烟碱会刺激交感神经，借由刺激内脏神经影响副肾髓质，释放肾上腺素。副交感神经节前纤维释放乙酰胆碱，作用在烟碱酸乙酰胆碱接收器上，使之释放肾上腺素和正肾上腺素至血液中。因此烟碱进入人体后，人体会出现四肢末梢血管收缩、心跳加快、血压上升、呼吸变快、精神状况改变（如变得情绪稳定或精神兴奋）。

烟碱通过口鼻支气管黏膜很容易被机体吸收。而皮肤表面的烟碱亦可被人体吸收。当烟碱进入人体，会经由血液传送，并通过血脑屏障进入大脑。人的肺部有数百万个肺泡，这些用于气体交换的肺泡提供了比皮肤面积庞大90倍的表面积，从而为烟碱和其他化

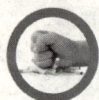

合物提供了充分的基础面，因此烟碱进入身体的效率较高，被吸入后平均只需要 7 秒即可到达脑部。吸入后 10～15 秒，大多数吸烟者会进入受用状态。烟碱在人体内的半衰期约为 2 小时。身体经由吸烟而获得的烟碱量受很多因素影响，包括烟的品质、是否大口吸入、是否使用滤嘴都是影响其量多少的原因。肝是主要代谢烟碱的器官，可替宁是烟碱代谢的副产物，能够在血液中存留 48 小时，可作为检验一个人是否吸烟的标准。

2.2　什么是成瘾

上瘾是一种通俗的说法，医学上一般称为成瘾。成瘾是一种疾病。美国成瘾医学协会研究人员认为只要观察到以下的症状、体征和行为，就表示成瘾已经产生。成瘾的模型，包括 4 个 C：①强迫（Compulsion）使用；②尽管知道继续（Continue）使用的不良

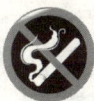

后果；③无法控制（Control）使用；④渴求（Craving）——心理或生理上的。

你对烟碱成瘾了吗？对比以上的 4 个 C 就可以知道了。

成瘾和大脑里发生的变化有关。

人类大脑里面的原始神经电路掌管情感、动机、冲动和潜意识的决策行为。这个系统的效率非常高，以致自人类诞生以来到现在，它们几乎没有进化过。

人的脑中存在着数千亿个神经细胞，人类之所以能有七情六欲，能行动，都是由于脑部信息在神经细胞之间传递无阻。然而，神经细胞之间存在间隙，就像两道山崖中有一条缝，信息要跳过这条缝才能传递过去，这些神经细胞上突出的"小山崖"名叫"突触"，当信息来到突触时，它就会释放出能越过间隙的化学物质，把信息传递开去，这种化学物质名叫"递质"。

多巴胺就是一种神经递质，其作用是传递亢奋和欢愉的信息，人们对一些事物上瘾也主要是因为它。

多巴胺由脑内分泌，可影响一个人的情绪。它能使

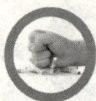

大脑中的奖赏机制活跃起来，使我们感受到欲望和快感。多巴胺在进化上的意义，在于促使你做一切有利于你的基因延续的事情。它释放得越多，你就越想要得到一样事物。反之，没有多巴胺的话你就不会对某物产生兴趣。因此，多巴胺还有另一个别名叫"成瘾分子"。

多巴胺能影响每一个人对事物的欢愉感受。多巴胺受体的多少和人的遗传基因、生活方式、外界刺激都有一定关系。从理论上来看，增加这种物质，能让人兴奋，但是能够刺激分泌更多多巴胺的物质也能使人成瘾，例如酒精、烟碱和毒品。

所有的成瘾都导致大脑相同的神经变化，这些变化包括：

（1）脱敏反应：多巴胺与多巴胺受体水平下降，导致成瘾者对快感反应下降，使得他们对能提升多巴胺的事物更加"饥饿"。这就是为什么烟民吸烟量会不断增加的原因。

（2）敏化反应：重新编制的神经链接使成瘾者的奖赏机制对于与成瘾物相关的提示和想法更加敏感。这种巴甫洛夫式的记忆使成瘾物在成瘾者眼里比其他

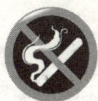

事物更有吸引力。这就是为什么烟民在某些时候会感觉特别需要吸烟的原因。

（3）脑前额叶功能退化：脑前额叶灰质和白质的改变使成瘾者冲动控制能力和预知能力减退。这就是为什么烟民明知吸烟有害仍然抽个不停的原因。

（4）压力处理部分失常：压力更容易导致破戒，这个就不用举例了，烟民都懂的。

2.3　烟碱是怎样让人成瘾的

烟碱成瘾的秘密主要在于奖赏效应和多巴胺。位于中脑边缘系统中的多巴胺奖赏回路与药物依赖的关系最为密切，烟碱作为乙酰胆碱受体激动药的代表，能激活大脑中的受体蛋白质——烟碱乙酰胆碱受体，促进多巴胺的分泌，使吸烟者产生愉悦的感觉。烟碱的半衰期为 2~3 小时，如果吸烟者停止吸烟，体内烟碱浓度会迅速降低，就无法继续体验愉悦感，并出现

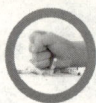

戒断症状。事实上，在成瘾之后，烟碱带来的愉悦感非常有限，吸烟者实际上只是为了避免戒断症状的不适才继续吸烟的。为了避免戒断症状，吸烟者需要每隔一段时间就吸一次烟。

2000 年，瑞典科学家阿尔维德·卡尔森因确定多巴胺为脑内信息传递者的角色使他获得了当年的诺贝尔医学奖。诺贝尔委员会主席彼得松在评论该年度诺贝尔医学奖时说："烟民、酒鬼和瘾君子都与多巴胺数量有关，受多巴胺控制。香烟中的烟碱会令人上瘾，就是由于烟碱刺激神经元分泌多巴胺，使人感到快感。"

中国疾控中心控烟部门经过长期大量的科学实验后发现，仅需 0.5 毫克的烟碱，就能激活烟碱乙酰胆碱受体，促进多巴胺释放并成瘾。一根香烟中烟碱含量随烟叶质量和加工工艺的不同，一般每根香烟含 1.5 ~ 3 毫克烟碱。吸烟时，约 25% 的烟碱被燃烧破坏，5% 残留在烟头内，50% 扩散到空气中，人体吸收约 25%，也就是 0.4 ~ 0.8 毫克，因此，正常人只要连续吸两根香烟就很可能导致成瘾。

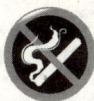

　　成瘾使大脑神经发生变化的原因是天然化学物质的生产过剩和神经细胞之间的联系加强，这种变化发生在所有的学习过程中，因而被称为神经可塑性。吸烟与任何技术一样，你练习得越多就越容易做，而且很快就变成自动的行为。

　　那应该如何重新平衡大脑？你需要恢复大脑中的奖赏回路的灵敏度，弱化敏感化了的成瘾电路，并加强执行力控制，这个过程可以被称为大脑的"重新启动"。

　　我们已经从药理学和脑神经科学的角度了解了烟碱是如何让人成瘾的，但是这还不够彻底，很多烟民说："我抽烟时经常是无意识的，在没有感受到任何提示的情况下，我就拿起烟然后点燃它，接着抽起来。吸烟似乎已成为一种习惯。"

　　下面，就让我们来了解一下习惯又是怎么一回事。

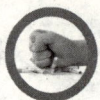

2.4　习惯是如何养成的

　　我们每天所做的大部分选择可能会让你觉得是深思熟虑的结果，其实并非如此。人每天的活动中，有超过40%是习惯的产物，而不是自己主动的决定。美国著名心理学家、哲学家、哈佛大学教授威廉·詹姆斯在1892年曾这样写道："所有人的生活都有其明确的形态，但其实都是由各种各样的习惯构成的。"通过弄清楚习惯背后的原理，你可以重新构建选择的模式。如果你的习惯对了，你就是无所不能的。

　　科学家说习惯之所以出现，是因为大脑一直在寻找可以省力的方式。如果让大脑自由发挥，那大脑就会让几乎所有的惯常行为活动变成习惯，因为习惯能让大脑得到更多的休息。这种省力的本能是一大优势。

　　习惯的养成有生理上的原因。在我们的大脑深处，靠近脑干，也就是脊柱和大脑结合的位置，有一个乒

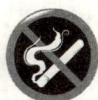

乒球大小的组织块，名叫基底核，是细胞组成的一个椭圆形组织，这是一个古老、原始的结构，它控制着你身体的自动行为，比如呼吸和吞咽。20 世纪 90 年代，麻省理工学院的研究人员开始思考基底核是否也与人的习惯紧密相关。他们注意到基底核受伤的动物会突然不知道如何通过迷宫，或者不记得怎样打开装有食物的容器。研究发现，动物思维的习惯化，靠的正是大脑的基底核，它是回忆行为模式以及依次行动的核心。基底核取代大脑工作的过程被称为"组块化"，也就是大脑将一系列行为变成一种自动的惯常行为，而这就是习惯形成的基础。我们每天的生活就靠这些行为组块，有些很简单，比如穿衣服，有的行为则十分复杂。

一旦习惯开始发挥作用，大脑的灰质就会平静下来，或者去进行其他的思考活动。所以，除非你可以抵制旧习惯，找到新的惯常行为，不然习惯模式依旧会自动展开。

我们大脑中的组块化过程是一个由三步骤组成的回路：

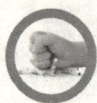

第一步，存在着一个暗示，能让大脑进入某种自动行为模式，并决定使用哪种习惯。

第二步，存在一个惯常行为，可以是身体、思维或情感方面的。

第三步是奖赏，这让你的大脑辨别出是否应该记下这个回路，以备将来之用。

慢慢地，这个由暗示、惯常行为、奖赏组成的回路变得越来越自动化，习惯就诞生了。因此习惯产生的路径是这样的：把暗示、惯常行为和奖赏拼接在一起，然后培养一种渴求来驱动这一回路。

以啤酒广告的投放为例，啤酒的广告通常会出现在体育频道的足球赛事转播前，啤酒销售商的策略就是要培养球迷们边看球边饮酒的习惯。经过多次的重复广告，球迷的大脑就会将观看球赛（暗示）——喝啤酒（惯常行为）——感到兴奋（奖赏）联系起来。那驱动这一回路的渴求是什么？啤酒中的酒精——另一种可以让人成瘾的物质。

吸烟也是这样。烟民如果看到暗示，比如一包香烟，或者看到其他人吸烟，那么烟民的大脑就会开始

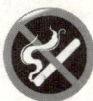

想象烟草的味道。其实单是看到香烟就足够让烟民的大脑产生对烟碱渴求的冲动，而如果没抽到烟，这种渴求就会一直增长，直到烟民不经思考就拿起香烟为止。

我们也许不记得自己的习惯是如何养成的，不过一旦这些习惯在大脑中形成，它们就会影响我们的行为，而我们自己往往是意识不到的。研究人员发现，习惯回路中的暗示涵盖了几乎所有事物，比如从视觉方面，到特定的地点、一天中的某个时间、某种情绪、一系列的思绪或者特定人的陪伴。习惯行为可以让人觉得不可思议的复杂，也能令人觉得非常简单。

习惯一旦形成就不会消失，它们已经被嵌入了大脑的结构中，而这对我们来说是莫大的优势，因为如果我们每次放完假后都要重新学习如何开车，那可就太糟糕了。所以如果你有一个习惯，那么这个习惯会一直蛰伏在你的大脑内，等待暗示和奖赏的出现。问题是你的大脑无法分辨好习惯和坏习惯，一旦你养成了长时间坐在沙发上而不是跑步的习惯，那这些行为模式就永远留在了大脑内。同理，如果我们学会去创

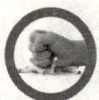

造可以压制这些习惯引发的常规神经活动，也就是控制习惯回路的话，也就可以把坏习惯压制到幕后。一旦新模式诞生，好习惯一样会变成自然而然的活动。

形成一个新的习惯需要多长时间？

行为心理学家经过大量实验与实践发现，人们对非特异习惯的形成需要 21 天，这被称为"21 天效应"。需要注意的是，"21 天效应"并不是说一个新习惯只要经过 21 天便可形成，而是在 21 天中，这一新习惯要不断地重复才能产生固化效应。

2.5 如何改变习惯

习惯是我们自己所作出的选择，即使过了一段时间不再思考仍然会继续，而且往往是每天都在做的行为。这是我们神经系统的自然反应。习惯一旦形成后，我们的大脑就进入省力模式，不再全心全意地参与决策过程，所以除非你刻意对抗某个习惯，或是意识到

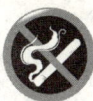

其他新习惯的存在，否则该行为模式会自然而然地启动。虽然每个习惯的影响相对来说比较小，但是随着时间的推移，这些习惯综合起来会对我们的健康、效率、个人经济安全以及幸福产生巨大的影响。

习惯强而有力，却也脆弱易折；习惯会不知不觉地出现，却也能刻意培养；习惯常未经同意便自动启动，却也能被拆卸重新组装；习惯不能被消除，却能被替代。只要掌握了习惯回路，学习观察生活中的暗示与奖赏，找到能获得成就感的正确的惯常行为，任何人都能改变根深蒂固的习惯。

学会利用习惯的力量，能让人生与事业脱胎换骨。几乎在所有的实验中，研究人员都发现，习惯可以在我们的意识之外出现，也可以被刻意地修改。

虽然习惯往往是在未经意识的情况下出现的，但可以通过调整习惯的各个部分来进行重塑。

习惯对生活的影响程度超过我们的认识，实际上，习惯非常强大，能让人的大脑依赖它们，同时将逻辑等其他一切排除在外。我们通常无法识别这些慢慢发展的习惯回路，也看不到自己有可以控制它们的能力。

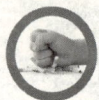

但是通过学习观察暗示和奖赏，我们可以改变自己的惯常行为。

改变习惯可能不会很快，而且并不容易。但只要付出时间和努力，几乎所有的习惯都是可以改变的。

第一步，找出惯常行为。要了解自己的习惯，你得找到回路的各个部分。一旦发现行为中存在的习惯回路，你就能想办法用新的惯常行为取代旧的坏习惯。

第二步，用奖赏做实验。奖赏的影响力很大，因为它们能满足人的渴求。但人们往往意识不到在背后驱动我们行为的渴求。因此，为了确定究竟是哪些渴求在驱动习惯，就要用不同的奖赏做实验，等你试了4~5个不同的奖赏后，就可以找出其中的规律，将实际渴求的对象分隔出来，这就是重塑习惯最基本的要素。

一旦你找出惯常行为和奖赏，剩下要做的就是找到暗示了。

第三步，分隔出暗示。我们的生活大同小异，之所以很难发现诱发人习惯的暗示，原因在于我们的行为包含了太多的信息量，远远超过了我们的处理能力。

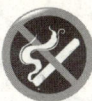

很多实验显示，几乎所有的习惯性暗示都可以归为以下五大类中的一类：时间、地点、情绪状态、其他人、之前紧挨着的动作。

第四步，制订计划。一旦你发现了习惯回路，你就找到了驱动行为的奖赏、诱发习惯的暗示以及惯常行为本身，这样你就可以开始改变行为了。

通过围绕暗示设计，选择能够满足你所渴求的奖赏的行为，这样你就可以改变习惯。

你需要的是一个计划。习惯是一种在特定的时间，你会作出的选择，然后便不会再去想，却会日复一日地重复它。换句话说，习惯是大脑自动遵循的行为模式，也就是当看到暗示时，我们会作出惯常行为，目的是要得到奖赏。为了调整这个模式，我们需要重新进行选择。许多研究表明，这样做最容易的方式是制订计划，在心理学里，这些计划被称为"执行意图"。

改变某些习惯比较难，有时候需要花很长的时间，有时候会经历反复的实验与失败。不过，一旦你弄清楚了习惯背后的机制，也就是能够分析出暗示、惯常行为和奖赏时，你就有了超越习惯的力量。正如美国

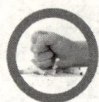

匿名戒酒互助社坚持让酗酒者找出酗酒的暗示，这是改变酗酒习惯的第一步。病人们刚开始时想不出原因，然而，当他们深入了解下去，就会发现暗示、惯常行为和奖赏。而一旦意识到习惯的运作方式，认清习惯的暗示和奖赏，那么改变习惯就成功了一半。

改变习惯看起来似乎比较复杂，但事实上，大脑是可以重新编排的，需要做的仅仅是刻意为之。大多数情况下，如果能成功改掉坏习惯，往往是因为人们找到了驱动他们行为的暗示、渴求和奖赏，然后想办法用健康的惯常行为替代了原来的恶习。

了解引发习惯的暗示和渴求，不会令坏习惯马上消失，却能让你有办法改变自己的行为模式。如果你想戒烟，就问问自己：吸烟是因为喜欢烟草的味道，还是因为它已成为你日常生活固定的一部分？抑或还有其他什么原因？

对戒烟者的研究发现，找出他们与香烟相关联的暗示和奖赏，然后选择具有相同回报的惯常行为来替代，更可能让他们成功戒烟。

国外曾有一位女士在经历了失败的婚姻和混乱的

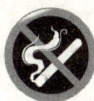

生活后，下定决心戒烟以实现她的目标，这种思想上的细微变化触发了一系列的行为，最终影响到了她生活的方方面面。在下定决心之后的 6 个月，她用跑步代替了吸烟，这也改变了她的饮食习惯、工作习惯、储蓄习惯、工作日的安排、未来的计划。当研究人员检查她大脑的图像时，发现旧习惯在大脑中形成的神经模式完全被新模式取代。研究人员依然能看见以前行为引发的神经活动，但这些神经脉冲在大量的新脉冲面前显得微不足道。她的习惯改变了，大脑也发生了变化。

如果你找到了暗示和奖赏，就能够改变惯常行为。不过对有些习惯来说，如果想改变它们，还有一个因素非常必要，那就是信仰。如果我们的生活缺少一种更高层次的力量，如果我们不承认自己软弱，那么不管养成了多少新的惯常行为，当生活压力太大的时候，我们还是可能会复吸。但是，如果我们相信某种更高层次的力量可以融入自己的生活，那么不管压力再大，都能保持新的习惯。研究人员发现，起作用的并不是上帝，而是信仰本身。一旦人们学会信仰某种东西，

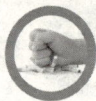

这种信仰就会扩展到生活的其他方面，直到他们开始相信自己能改变。信仰是将改造过的习惯回路变成永久性行为的要素。人们对信仰的具体运作机制仍然知之甚少。但我们知道，为了永久改变习惯，必须相信改变是可能的。

当然，我们必须明白，虽然描述习惯改变的过程很简单，但实际改变起来却并不一定轻松。真正的改变需要人们去了解驱动自己行为的渴求感，而且改变任何习惯都需要决心。没有人能仅仅通过画出习惯回路，就能成功戒烟。刻意改变习惯离不开意志力，大量研究表明，意志力是引导个人走向成功最关键的阶梯。意志力不是一种技能，而是一种力量，就如同手臂和大腿中肌肉的力量。如果人们在生活的某一方面加强了自己的意志力量，比如体育运动，那么这种力量会进入到他们的饮食习惯和工作中。一旦意志力得到加强，就会延伸到生活的方方面面。当你学会强迫自己参与体育锻炼，就已经开始培养自我约束的力量，你的思维也正在改变。当学会控制自己的冲动时，人们就在进步。他们将学会如何在诱惑面前分散注意力。

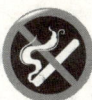

而且一旦形成了意志力锻炼的习惯，你的大脑就会驾轻就熟地帮助你专注于目标。

但是，意志力也有疲劳的时候，因此应该建立一套当意志力疲劳时能遵循的惯常行为。这就是将意志力转化成习惯的过程，在困境发生之前想好解决措施，然后在困境来临时依法处理。当暗示出现时，就能有条不紊地执行惯常反应。

要想改变习惯，就必须有决心去改。你必须有意识地去努力寻找驱动着你的习惯每天发生的暗示和奖赏，并且找到它们的替代品。你必须知道自己可以控制习惯，也有足够的意识去使用习惯。要相信自己可以改变，相信的意志是其中最重要的元素。而要让自己相信自身可以改变，最重要的方法之一就是利用习惯。我们第一次做事时可能会觉得有些困难，但只要重复几次，就会感到越来越容易，在经过足够的实践之后，一切行为都将变得半机械化，或者几乎完全不需要意识。如果你相信自己可以改变，如果你将其变成一种习惯，那么改变就是真实可行的，这就是习惯的真正力量，你的选择决定了你的习惯。

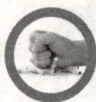

　　我是一直陪在你身边的伙伴。我是你最得力的助手，也是你最沉重的负担。我可以推动你前进，也可以导致你失败。我完全听你的指挥。你所做的事情中有一半可能要交给我，而我则可以迅速、恰当地做好这些事。我很容易控制——但你必须牢牢地控制我。准确地告诉我某件事情你希望怎么做，经过几次训练后我就会自动完成它。我是所有伟人的仆人；不幸，我也是导致所有失败的罪魁祸首。那些失败的人全都是因为我才会失败。我虽然不是机器，但我做起事来却像机器一样精确，同时又拥有人类的智慧。你可以利用我得到好处，也可以因为我走向毁灭——这对我来说没有什么不同。如果你带着我，训练我，牢牢地掌控我，我会让这个世界为你敞开大门。放任我自行其是，我将毁掉你。

　　我是谁？我是习惯。

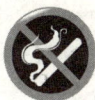

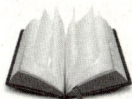

14 个心理暗示定律

1. 相信定律：当你对某件事情抱着百分之一万的相信，它最后就会变成事实。

2. 期望定律：当我们怀着对某件事情非常强烈期望的时候，我们所期望的事物就会出现。

3. 情绪定律：人百分之百是情绪化的。

4. 因果定律：任何事情的发生，都有其必然的原因。有因才有果。任何事情的发生都必有其原因。你今天的现状是你过去种下的因导致的结果。

5. 吸引定律：当你的思想专注在某一领域的时候，跟这个领域相关的人、事、物就会被你吸引而来。

6. 重复定律：任何的行为和思维，只要你不断地重复就会得到不断的加强。在你的潜意识当中，只要你能够不断地重复一些人、事、物，它们都会在潜意

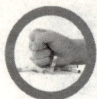

识里变成事实。

7. 累积定律：一件一件小事累积起来就形成了大事。任何大成就或者大灾难都是累积的结果。

8. 辐射定律：当你做一件事情的时候，影响的并不只是这件事情的本身，它还会辐射到相关的其他领域。任何事情都有辐射作用。

9. 相关定律：这个世界上的每一件事情之间都有一定的联系，没有一件事情是完全独立的。

10. 专精定律：只有专精在一个领域，这个领域才能有所发展。

11. 替换定律：当我们有一项不想要的记忆或者是负面的习惯，我们是无法完全去除掉的，只能用一种新的记忆或新的习惯去替换它。

12. 惯性定律：任何事情只要你能够持续不断去加强它，它就会变成一种习惯。

13. 显现定律：当我们持续寻找、追问答案的时候，它们最终都必将显现。

14. 需求定律：任何人做任何事情都是带有一种需求的。尊重并满足对方的需求，别人才会尊重我们的需求。

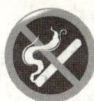

2.6 关于吸烟的那些幻象

烟民吸烟通常都会找一些借口，烟民对戒烟也会有很多错误的知见，正是这些本质上是由烟碱陷阱所制造出来的幻象让许多试图戒烟的烟民不战而降。因此，为了避免你重蹈覆辙，我将一些常见的吸烟幻象列举出来，并逐一剥开它们的伪装，让你了解有关吸烟的真相。

幻象一：我尝试吸第一根烟时感觉烟的味道糟糕，因此认为自己不会上瘾。即使吸了第二根，我想自己也不会沉溺其中。

真相：吸烟陷阱的巧妙之处在于，你要等到吸烟多年后才会意识到自己已经身陷其中。事实上，由于烟碱的高度成瘾作用，大多数烟民在吸第二根烟时，就已像鱼上钩一样被牢牢钩住了。记住，只需 0.5 毫

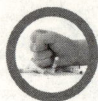

克的烟碱，也就是一至两根香烟所含的烟碱，就能导致大脑中的烟碱乙酰胆碱受体被激活，促进多巴胺释放并成瘾。烟碱非常容易让人上瘾，你很可能不仅会立刻上瘾，而且一辈子也戒不掉。

幻象二：我吸烟只是因为自己喜欢。

真相：对于大多数吸烟的人来说，开始只是出于好奇，常听人说"饭后一支烟，赛过活神仙"，便想亲自去体验其中的滋味。就算是曾经讨厌吸烟的人，出于好奇吸入第一口烟后就会被彻底洗脑。

从吸第一根烟开始，在几个星期之内，香烟就会从气味难闻、让人厌恶的东西变成味道和气味都让人喜欢的精神慰藉或支柱。显而易见，烟本身并没有变，改变的只是人对烟的感觉。无论吸烟的人是不是天才，他们吸烟的原因都一样，那就是上瘾了。

让烟民们始终沉迷于吸烟的是这样一种假象，即他们能够从吸烟中获得所谓的安慰和乐趣，或者像烟民所认为的那样，没有烟他们就无法享受生活或应对

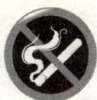

压力。实际上，烟民并未从吸烟中获取真正的安慰或乐趣。在烟民的一生中，吸烟的理由在不断变化，但真正的原因从来没变，就是要消除第一根烟所引起的那种空虚、不安的感觉。但你后来所抽的每根烟，都不会真正起到这种作用。相反，它们只会让你在余生中反复遭受这种感觉的折磨。

一旦你开始使用这种"毒品"，就会日渐消沉，最糟糕的是，它会在不知不觉中摧毁你的神经系统，使你缺乏勇气、自信，无法集中注意力。而越是如此，你就越依赖于这种"毒品"。

幻象三：相对于重度烟民的烟瘾，我的烟瘾并不大。

真相： 重度烟民和普通烟民之间真正的差异在于：前者知道自己身处牢狱之中，并认为自己不可能逃脱，而后者甚至没有意识到自己已经落网了。如果你知道自己被囚禁，而且想要逃出去，你可能会成功。但如果你没察觉到自己被囚禁，或者即便怀疑自己被囚禁，

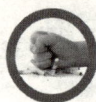

却不打算立刻逃出去，那么能成功逃脱的概率就是零。

大众对吸烟普遍存在着一种误解，即普通烟民比重度烟民更容易戒烟，但事实完全相反，因为前者拥有的戒烟理由更少，或者更确切地说，他们更能对戒烟的理由充耳不闻。因此，他们中大多数人很少会受到激励去戒烟。而已经吸了一辈子烟的烟民，无法再以"喜欢吸烟"来糊弄自己。他们已经彻底明白自己身处牢狱之中，因此拼命地寻找逃脱的途径。

烟民和非烟民之间的表面差异显而易见，一个吸烟，一个不吸烟。但真正区别在于，后者从来没有吸烟的欲望。

烟民的问题是已经落入陷阱，前烟民和非烟民的问题则是易于落入陷阱。

幻象四：我打算戒烟，但不是现在，而是未来。总有一天我会戒掉它，但不是今天，今天不合适。

真相：烟碱陷阱的最狡猾之处就在于此。在找到

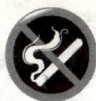

好理由之前，烟民不会戒烟。在烟民的一生中，偶尔会有某件事情激起戒烟的想法。而这些诱因通常不外乎是身体不适、公共场所禁烟、遭遇社交冷落或者缺钱。但这些情况的出现也恰恰造成了烟民的不安全感、沮丧和脆弱，这往往是他们最需要香烟的时候，因而也就是最不可能成功戒烟的时候。

为什么许多烟民一生中都在想方设法编造各种否定戒烟的强大理由，为"再抽一根"寻找各种软弱无力的借口呢？答案就是：恐惧。吸烟就像恐惧的拔河比赛，在绳子的一端，是戒烟的想法："它正在毁灭我，葬送我的前程。它可憎又可耻，正在控制我的生命。"而在绳子的另一端，恐惧的力量似乎更胜一筹："如果失去了这种精神支柱，我怎能享受生命，应对压力呢？我有勇气和意志力去熬过戒烟时的巨大痛苦吗？我能够完全不再贪恋香烟吗？""吸烟不会今天害死我，我会在被害死之前戒烟。但是，如果我今天戒烟，就再也享受不到社交聚会的乐趣，无法应对压力和集中注意力，就得忍受痛苦的煎熬，沮丧不已。所以，对不起，总有一天我会戒烟，但别让我今天就

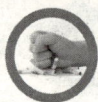

戒烟。"

如果抱着这种念头，烟民永远也不可能戒烟，因为其心中适合戒烟的明天永远都不会到来。

幻象五：吸烟是交际的需要。

真相：曾几何时，在中国敬烟成为社交的序曲，能缩短人与人之间的心理距离。互相敬烟能沟通感情，产生心理上的接近，有利于问题的解决。许多人开始吸烟纯粹是因为社交上的应酬，办事前，首先要给对方敬上一支烟，随后再为自己点上一支；别人给你敬烟，不接受又显得不礼貌。随着这种"礼尚往来"的增多，慢慢地由抽一支烟半天不舒服到半天不抽烟就浑身不舒服，最终加入到吸烟者的行列。

"促进社交活动"是烟民为自知不合理的行为所找的托词，社交行为的真正含义是增进友情，而瘾君子们之所以经常凑在一起，就如同面临同样问题的人会聚在一起一样，如果沉船上还有其他人，就不会感到太孤单。正所谓两个人共同承担危险，危险就会减

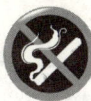

半。喝酒也是一样。喝酒的人都知道，喝酒太多会使他们举止失态，但这没关系。如果酒桌上有一个清醒的人，醉酒的人就不仅仅是举止失态，还会感到自己十分丢脸。

如今大众普遍认为吸烟是一种反社会的行为。因为非烟民现在占绝大多数，他们不必再沉默地坐在一旁，觉得自己是异类。现在，烟民才是古怪的另类。

吸烟如今已不再是型男或美女的标志，而变成了戒烟失败或不敢戒烟的公开标识。

幻象六：吸烟能消愁、提神。

真相：事实上吸烟无助于集中注意力，相反只会使思维受阻。有些人认为，注意力无法集中是烟碱戒断所引起的身体症状。但真正的原因在于，烟民们的大脑中已经根植了这种想法：当自己思路受阻时，有一种简单的解决办法，那就是吸烟。

在掐灭一根烟后的数天里，微弱的身体反应会不停地叨扰你。即使没有这个怪物的叨扰，在一段时间

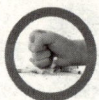

之内，心理因素也会使大脑自动地触发机关："抽根烟。"你自然会想："以前在这样的情况下，我都会吸烟，但现在我怎么办呢?"的确，你本来会点燃一根烟，但这对你没有丝毫的好处，更关键的是，你甚至不再试图消除思维障碍，只是想着吸烟，而当你想着吸烟时，自然也就分散了心神。注意力不集中反过来会让你怀疑："难道吸烟真的有助于思考?"就这样，怀疑悄悄潜入心中，接着你觉得丧失了某种乐趣，此时就会想："也许我应该试着再抽一根，看看吸烟是否有用。"如果你真的这样做，你的内心也就不再为是否吸烟而挣扎，也就因此能够集中心神思考了。由此，"吸烟有助于集中注意力"的假象便在你心中扎下了根。如果你没有点燃香烟，疑问就会根植于大脑之中，自然会使你无法集中注意力。

　　你需要提醒自己，吸烟其实只会阻碍你集中注意力，并不能给你带来任何益处，而且你已经知道自己作出了正确的选择，再纠结于这个问题就显得毫无意义。这样做也许无法消除思维障碍，但能使你专注于应该解决的问题，不会为了是否吸烟而苦闷，这样你

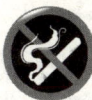

至少给了自己清理思维障碍的机会。

请记住，吸烟并不能帮助思考，它只会让你更难以集中注意力。它不会填补空虚，相反只会引起空虚感。如果你在余生之中，每当思维受阻时，就纠结于吸烟一事，那么你就会制造出更大的空虚感！

幻象七：戒烟会引起可怕的痛苦。

真相：一些戒烟失败的烟民声称，戒烟时会感受到难以忍受的身体痛苦，但实际上这是心理而非生理上的感受。这些症状包括敏感、暴躁、沮丧、失落、不安、空虚、局促、害怕，甚至是恐慌。这些心理状态有时确实会导致身体的不良反应，比如流冷汗、乏力，但身体并不会感到疼痛。

所谓戒烟会造成可怕的肉体痛苦，只是戒烟者为了给失败寻找借口，而凭空臆造出来的。怀孕的女人都知道，9个月后她的疼痛和痛苦必然会终结；而烟民在戒烟时所忍受的可怕折磨，并不是身体上的痛苦，而是心理上的恐惧。他们害怕，如果没有这种小小的

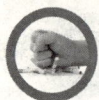

安慰和乐趣，就永远无法享受生活或面对压力。实际上，所谓的"脱瘾症状"只有 1% 是身体作用，其余99% 都是心理作用。

幻象八：吸烟真的会致命吗？

真相：凡是在有香烟这种毒品的地方，它都很快变成了头号杀手。四分之一的吸烟者会提前死亡，四分之一的烟民会死于吸烟引起的晚期疾病。由于吸烟会使免疫系统受损，因此烟民只要继续吸烟，并且不因其他意外而早死的话，几乎所有的烟民都会因吸烟而提前死亡。

幻象九：买包烟的开销并不是很大，我负担得起，享受这种乐趣是值得的。

真相：吸烟其实非常昂贵。假如你从 20 岁开始，每天只吸 10 支烟，按照 2013 年世界卫生组织发布的中国人平均寿命 76 岁测算，你一生中大约需要吸

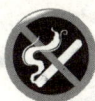

204 400支烟，排除物价涨跌因素，按每包烟 20 支、价格 15 元计算，你需要购买 10 220 包烟，共花费 15.33 万元。而且无论你有多贫穷，都必须想方设法尽快筹到钱。

幻象十：我无法戒烟，我需要它，不吸烟我会感到空虚。

真相：香烟能制造空虚感，它使烟民们丧失自信和完整感，感到惶恐和空虚。人的身体对烟的渴望非常轻微，关键是精神上的渴望。绝大多数人戒烟之所以会以失败告终，是因为他们戒烟的诱因都是短期的偶发状况，要么是因为咳嗽等身体不适的原因，要么就是缺钱。一旦烟民停止吸烟，咳嗽或缺钱的问题会随之消除，于是，戒烟的诱因就消失了，但吸烟的欲望仍在。不仅如此，暂时性的戒烟还会使香烟显得更加宝贵。就这样，最终烟民又会找到合理的借口，重新点上一根烟。

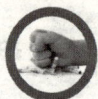

幻象十一：吸烟的人看上去非常快乐。

真相：吸烟的人看上去非常快乐的样子是假象。我们必须将这种假象，也就是将吸烟视作精神慰藉或愉悦的那些错觉从大脑中抹去。烟民们很享受的那些吸烟时机：往往是在饭后、喝酒时、喝咖啡时、购物回家后、运动之后和性生活后。这些时机都有两个共同点：①他们已经有一段时间没有吸烟；②他们本身就感到轻松愉快。

幻象十二：我可以通过控制吸烟量来戒烟。

真相：控制吸烟量其实是另一种形式的轻度吸烟。通过这种方案不可能彻底戒烟，最后往往会把它作为一种妥协方案。希望戒烟的烟民大脑中通常会积累关于吸烟有害的各种知识，并相信一旦成功戒烟，就会获得巨大的收获。但问题是，在烟民停止吸烟的那一刻，原本促使其尝试戒烟的强大理由便开始失去力量，

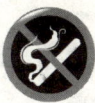

比如不再有患病的危险，也不用再浪费钱买烟，更不再是烟草的可怜奴隶。当戒烟的诱因逐渐消失时，拔河的另一方——烟民体内的烟碱小怪物却依然没有安分，尽管对烟碱渴望的感觉并不比轻微感冒更难受，但烟民肯定知道它在表示"我想吸烟"。烟民不知道自己为何想要吸烟，但无论如何又不能吸，这会让烟民感到很痛苦，对香烟的需求也就更加强烈。这就引发了连锁反应，并迟早导致一种结局。烟民开始怀疑自己是否能变成快乐的非烟民，其内心非常纠结，一方面不想放弃戒烟，因为放弃就是丧失自尊，承认意志力薄弱，再次被烟草打败。同时，它还意味着，烟民前期付出的所有努力以及忍受的痛苦都将付之东流。烟民坚持的时间越长，付出的努力越多，忍受的痛苦越大，就越不想前功尽弃。这或许是所有瘾君子最可怜的状态，此时，"精神分裂"达到了巅峰。烟民的内心一半非常想要屈服，而另一半却要坚持到底，不可抗拒的力量遭遇了坚定不移的目标。此时，只有一种结果，就是妥协："只抽一口肯定不会有害"，"我无法彻底戒烟，我要试着逐渐减少数量"，"我无法想

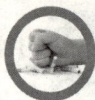

象再也不吸烟的情形，我只会在特定场合吸烟"。此时，烟民已经不再想要戒烟，而是想要变成轻度烟民。

任何渴望而不可得的事物都会让人产生缺失感，即使渴望的对象是致命的毒药，也会导致这种感受的产生。沮丧和痛苦会愈演愈烈，最终，烟民会找到某种似是而非的理由，让自己能抽一根烟。但一根烟肯定不够，烟民会想再抽一根，又一根。如此一来，烟民再次掉进了那个陷阱。

爱尔兰喜剧演员戴夫·艾伦对控制吸烟量的必然结果进行了总结："我对于吸烟遵循着严格的规定。我平均每天吸烟不超过10根，偶尔会借用第二天的额度，但平均值绝不超过。我现在用的是2046年6月4日的额度！"

当你控制吸烟量时，增强的是痛苦，而不是愉悦，由于不能随心所欲地吸烟，以缓解戒断反应，再加上生活中常见的压力，烟民大部分时间都得忍受烟瘾的折磨。如果留心观察轻度烟民，就会发现，他们几乎一直处于不安的状态。烟碱的天性决定了烟民将不断增加用量，不是忍受"痒痒"，而是挠"痒痒"。

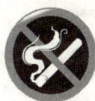

幻象十三：我可以用电子烟来戒烟。

真相：电子烟是中国人在 2005 年发明的。它本身是一个电子产品，模拟抽烟的整个过程。依据所谓的烟碱替代疗法，希望能逐步降低烟瘾。但大量事实证明，电子烟能戒烟基本上是一个骗局，电子烟只是一种烟碱连续释放装置，用来替代香烟。其烟弹含高纯度烟碱液（即烟碱油精）。抽吸时，烟碱在电流作用下进入雾化室，被超微雾化泵雾化成烟雾，吸入后，90％被肺部吸收，进入血液后 6 秒钟即可到达大脑，并对交感神经产生影响。通常表现为短暂兴奋，紧接着就是抑制。由于它比香烟口感好，一次性吸入的烟碱量不亚于 3～4 支香烟所含烟碱量，甚至更多，因此会对心脏产生巨大冲击力，长久会发生心脏疾患。另外，由于短期内大量吸入烟碱，只需两个月左右，吸烟量就会大幅上涨 3 倍以上，从而严重打击烟民的戒烟热情。电子烟只是不含焦油，不产生二手烟危害而已。

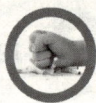

幻象十四：我多次尝试戒烟都失败了，证明我完全无法戒烟。

真相：烟民对于戒烟失败的恐惧正如他们所说："我是那种一旦决定了就会去做的人，但如果我戒烟失败，会觉得自己意志力薄弱。"

烟民吸烟不是因为喜欢，而是因为上瘾；他们要么戒烟失败，要么没有胆量去尝试戒烟。他们担心失败是不可避免的。一旦戒烟失败，烟民对失败的恐惧就会被更大的恐惧代替——对必然失败的恐惧。

因此我想告诉烟民："如果尝试戒烟，你可能会失败；但如果不尝试，则必然会失败。对于戒烟的恐惧绝不是真实的，恐惧只存在于我们对未来的想法里，它是想象的产物，让我们害怕那些不存在的东西。"

幻象十五：我从吸烟中感受到无穷的乐趣和满足感。

真相：烟民从吸烟中得到的唯一乐趣就是，消除

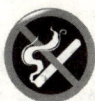

对烟碱的渴望。每根烟实际上都只能引起这种渴望，所谓的乐趣或精神慰藉都只是假象。无论吸烟以何种形式进行，任何烟民都未曾从中得到过真正的享受，也不可能得到享受。如果你已经戒烟，却仍然相信自己能从吸烟中得到真正的乐趣，就会感到被剥夺了自由，从而更想吸烟。接着，你就会非常容易受到香烟的诱惑，甚至重新陷入泥沼之中。

当你掐灭第一根烟，烟碱离开你的身体时，你的体内已经生成了一种渴望，不是渴望食物，而是渴望烟碱。尽管那种感觉没有痛苦，但它确实存在，只是由于它几乎无法察觉，多数烟民终其一生也未能意识到它的存在。它是一种空虚、焦虑和不安的感觉，而烟民对这种感觉的体验就是："我想要根烟。"当烟民再次点燃香烟时，烟碱便会迅速进入体内。空虚和不安之感顿时消失，烟民便立刻感到精神振奋。这就是烟民所形容的"放松舒适"。但真正的问题是，烟碱是一种"毒品"。随着人体生成相应的抵抗力，烟民会增加吸烟的次数，换用更强劲的香烟，来增加烟碱摄入量。

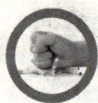

幻象十六：我无法想象没有烟的生活。

真相：你可能很难想象没有烟的生活会怎样。所有烟民在成功戒烟之前，都会这样想。烟民继续吸烟的唯一原因，就是害怕戒烟后无法享受生活或应对压力，或者戒烟时要经受巨大的考验。

请接受生活充满起起伏伏这一事实。如果生活是一条直线，我们活着就会像不能动的植物一样无聊。

即便生活中没有遭遇重创，烟民也时常会处于一种很糟糕的状态。他们忍受持续性的压力，而这只是因吸烟引起的。单单是想到戒烟，就足以让他们惶惑不安，更不用说真的戒烟了。

关于戒烟的问题，你需要作出决定，这个决定对你现在和未来生活质量的影响或许是最重要且有益的。

幻象十七：不吸烟我会觉得缺少了什么。

真相：身体对于烟碱的渴望与常见的饥饿感、沮丧和慌乱感很相似，它只是强化了空虚和不安。然而

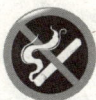

正是在饥饿或沮丧的时候，你最有可能吸烟。吸烟时你会稍微感到轻松一些，你的大脑因此而被欺骗，认为吸烟真的减轻了那些负面的感觉。这些都是假象，一旦驱除，问题就迎刃而解。只要你意识到吸烟不能消除缺失感，反而会引起这种感觉，戒烟时就不会感到丧失了某种乐趣。如果你没有意识到这一点而继续吸烟，那么，在余生之中，每当你被禁止吸烟或没有烟的时候，空虚和不安的感觉就会生起。即便你只是怀疑剩下的烟不够，也会如此。

幻象十八：戒烟后我就不能享受人生了。

真相：如果你能改变自己的信仰，理解烟碱陷阱的本质，洞察吸烟是种毒瘾，那这个问题就只是一个伪问题。

幻象十九：不吸烟我就无法集中注意力。

真相：烟民可能会认为自己不吸烟就无法集中注

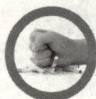

意力，实际上，非烟民知道自己也会遇到思路不畅的时候，并能接受这一现实。当烟民思路不畅时会怎样呢？他们会点燃香烟。有可能，当他们思路不畅时已经在吸烟了。事实上，那些在工作中需要思考或灵感的烟民，在此时往往都会这样做。

很多烟民都觉得，一旦离开了烟，就无法集中精神，他们一直感到"痒痒"，却无法抓挠，因此无法思考问题。事实上，这种"痒痒"会取代导致思路不畅的问题。要不然，烟民为何会在凌晨时分去寻找通宵营业的便利店呢？

如果你思路不畅，点燃香烟后，思路障碍会神秘消失吗？如果都消失了只能意味着，你根本就没有思路不畅。

幻象二十：抽烟能缓解痛苦。

真相：如果出于某种原因，你觉得痛苦，想要抽根烟缓解一下。问问自己，如何才能不再需要抽下一根烟，以及再下一根烟。抽烟不但不会缓解任何痛苦，反

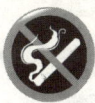

而会引起身心上的戒断反应，使你终身受苦。你还要记住（牢记），戒断反应让你感到痛苦，但并不是因为戒烟引起的，而是因为你当初点燃了第一根烟。非烟民不必承受戒断反应，只有烟民才要承受这种痛苦，而且，不仅在戒烟时会受苦，只要继续吸烟，就会天天如此。

如果你认为吸烟能带来某种慰藉或愉悦，你也许永远不会再吸烟，但感到缺失，尽管这种感受十分微弱。如果你觉得吸上一口能让你感到愉快，或带来安慰，那么在今后的人生中，就会觉得自己曾在无数吸烟时刻感到愉快，并因此觉得自己丧失了某种乐趣，从而容易受到诱惑。

真正的危险不是吸烟本身，而是对吸烟的渴望。因为，如果你渴望第一根，怎么可能不想再抽一根、两根或三根呢？

幻象二十一：戒烟会导致严重的戒断反应。

真相：在你决心戒烟并灭掉最后一根烟的那一刻，

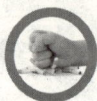

体内阴险的烟碱小怪物还不知道发生了什么事，你的朋友和亲人也不知道，但你对此心知肚明：你已经切断了对这个小怪物的烟碱供应。什么都不能阻止烟碱小怪物走向死亡，除了一件事：你因为它的垂死挣扎而感到焦虑。

在一段时间里，烟碱小怪物都将不停地作垂死挣扎，并且会以多种方式呈现：易怒、闹早、不安、茫然、心不在焉、昏昏欲睡、亢奋或焦躁。这让烟民觉得：我得做点什么。这种感觉表面上是真实存在的，但在本质上却是虚假的。因为这种感觉是由一根烟引起的，即使再抽一根也不能消除这种感受。尤其要注意，这种感受只是暂时的，很快就会消失，这其中并不涉及强烈的身体痛苦。只要你不为此而焦虑或想吸烟，就不会感到痛苦。

你应该理解身体痛苦和心灵痛苦之间的区别。你需要或想要吸烟的感受，是一种"真实"的身体感受，因为你的大脑经过多年调适，已经将这种感受阐释为"我想吸烟"。你接下来要做的就是，预期并接受这种感受的存在，因为这也许与戒烟无关，生活中

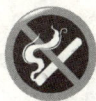

有很多事情都会导致易怒、不安和烦躁，当然也不可完全否认这是烟碱戒断反应导致的身体不适。

请问问自己，你遭受了什么真实的痛苦吗？

请提醒自己，你感到的任何不适，都不是由戒烟导致的。

同时，你还要提醒自己，这种痛苦并非从掐灭最后一根烟时才开始存在。在整个吸烟生涯中，你都在承受这种痛苦。每当没有烟或剩下的烟不多时，每当前往图书馆、医院、电影院时，每当乘坐公交、地铁，拜访非烟民朋友或上班时，甚至睡觉时，即便你可能没意识到，但你的潜意识肯定能感受到这种痛苦。这对你的身心都会产生影响，并通过梦境或睡眠质量体现出来。尤其请记住，再抽一根烟并不能消除这种痛苦，它只会确保你在余生之中一直承受这种痛苦。

告诉自己，非烟民不必承受戒烟引起的身心痛苦，不会感到空虚和不安，而正是这种感受使烟民无视健康风险、金钱损失、终身被奴役和耻辱。因此，在戒烟后的数天里，如果那些感觉降临，你完全不必感到慌乱或因为不能吸烟而痛苦，反而应该对自己说：

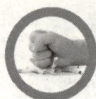

"真棒！我体内的那个小怪物正在死去。"

请记住，烟碱小怪物会想方设法地说服你，让你离开保护圈，但其所用的计谋都只是假象。只要你待在保护圈中，就能安全无恙。让体内的小怪物饿死吧，在它垂死挣扎的时候，好好享受这段时光。不要因为在它面前洋洋得意而感到愧疚，毕竟它已经在你面前得意了足够多的年头。只有你再吸烟时，它才能再次在你面前耀武扬威。

请记住，你戒掉的是烟瘾，逃脱的是有史以来最为可怕的陷阱，而不是生活。不要因为戒烟而改变生活方式，不要使用香烟替代品，不要质疑你的决定，不要随身携带香烟，或将香烟放在家里、办公室或车里。

对于戒断反应，你必须铭记两点：一是戒断反应不会涉及任何肉体痛苦；二是只有烟民才会遭受戒断反应，它贯穿于烟民的整个生活！戒断反应只是对未知痛苦的恐惧！

在开始戒烟后接下来的 21 天里，你需要随时观照自己的起心动念，因为烟瘾这个心魔是不会轻易放过你的，它会通过各种事件（比如汽车突然在高速路上

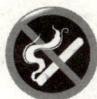

抛锚了)、人物（比如意外遇到一位多年未见的老烟民朋友）、理由（比如某天晚上要加班处理一份紧急的文件）、感受（莫名的心慌、沮丧、饥饿）诱惑你吸烟，它在诱惑你时通常还会阴险地暗示："不用吸很多烟，只吸一口而已！"

因此，每当你产生哪怕只吸一口烟的念头的时候，心里都要顿起觉照，提醒自己：烟瘾这个魔鬼又偷偷找上门来了，我必须小心应对。

对于面临的重要问题，我们若停留在产生问题时的思想高度，那问题是无法解决的。

——阿尔伯特·爱因斯坦

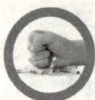

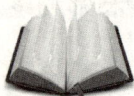

正确认识你的内心

——顶果钦哲仁波切

　　人一生中所面临的俗事，就像永无止境的海浪，一波接着一波而来，但我们到最后都是两手空空，什么也留不住，我们的脑中走过无数的念头，一个念头会生发出许许多多的念头。所有的念头都是增加内心的骚动与不平而已。

　　假如仔细反省日常行为所依据的基本价值观念，并试着找出它们从何而来，我们就会发现，这一切都源自我们未能对事物作正确的检验。我们的所作所为，通常是根据每一件事都是真实、具有实体的假设而来。但是，当我们看仔细一点就会发现，现象世界就像一道彩虹，色彩鲜艳，却没有任何实体存在。

　　当天空上挂着一道彩虹，映入眼帘的是许多美丽

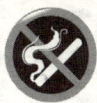

的色彩，但彩虹不能当衣服来穿，不能当饰物来戴。没有什么是我们可以拥有的；所有的事物只不过是透过各种因缘的结合，呈现在我们面前。心中升起的念头也是如此。念头根本没有所谓实体的真实，或本质的存在。所以，念头根本没有理由拥有强过我们的力量，我们也没有理由沦为念头的奴隶。

轮回与涅槃皆由心造。即使如此，心也没有什么了不起的，它只不过是一堆念头罢了。一旦我们认清念头是虚空的，心也就失去了蒙骗我们的力量。但是，只要我们把虚假的念头当作是真的，念头就会像过去一般，继续折磨我们，让我们深受痛苦。为了达到控制心的目的，我们必须觉知该做什么以及该避免什么；也必须保持警觉，时时检视身、口、意三方面的行为。

为了破除心的执着，了解所有的现象皆如海市蜃楼一般空无虚有，美丽的外相无益于心，丑陋的外相也无害于心。斩断希望与恐惧、喜爱与憎恶的联结，安住于平等舍之中，了解所有的现象只不过是自心的投影。一旦你知道什么是绝对的真理，你将认清眼前所有的相对现象只不过是一个幻影、一场梦，并且不再执着于它，

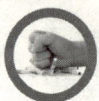

认清实相即是空，就等于破除了思想的限制。

佛陀的教义，目的是要我们主宰个人的心。假如你主宰了心，也就能主宰身与语，你及他人的苦难就能结束。但是，你若让心充满了消极的妄念，那么无论做了多完美的善行，或者说了许多良善的话语，还是会远离正途。

主宰心是要全然恒久不变地注意你所有的想法及行为，一次又一次反复检查你的心。一旦消极的妄念升起，就用适当的矫正法来治疗。而当积极的正念升起，就将功德回向给所有有情众生来强化它，并祈愿他们能证悟到最后的觉知。即使在日常活动中或心神烦乱时，都能从惯常的沉静洞察中保持明净的觉醒，那你终将持有这智慧心的体认。所以，随时警觉是解决轮回之苦最基本的良方。

戒律的实践，将引导你到达不论你是否在实践期都能保持这觉醒的境界，这就是教导的重点。没有持守戒律，无论你记颂多少仪轨或咒语，或做几千次大礼拜，乃至几千次绕塔，只要你的心是散乱的，就不能帮助你去除心中紊乱的思绪，不要忘记这是最具决定性的基础。

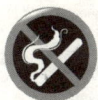

就像所有的事物，总是残酷地渐渐接近其最终的归宿，你的生命亦是如此，像一盏燃烧的油灯，很快就会用完。你若以为你能先把工作完成，等退休以后再来持守戒律，你有这种想法就太不理智了。你认为你能活那么久吗？死亡不也同样降临在年轻人及老年人身上？因此，无论你做什么，都不要忘记死亡，并让你的心专注在戒律上。

人们总是说：禅修，禅修！除非你对空性的概念已建立坚固透彻的了解，否则你做的禅修重点是什么？不能认知心的空性，就是造成堕入轮回的根源。当心不受念头影响，当下即唤醒纯然的醒觉，这无碍清明的空性就会逐渐被体认。

贪欲、嗔恨、无知、疑忌、傲慢，这五毒常控制着我们的心。例如，我们看到仇恨将人们推向自相残杀，而国家相互开战。一旦我们不能控制我们的情绪，它就会支配我们。但是，如果我们静下心来分析它，并探究它的本质，它将会消失无踪，就像暴风中的云那般不能掌握。其实，这些只有在我们赋予它重要性和力量时，它才有重要性和力量。假如以宽容代替狂

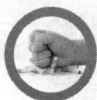

野的念头，我们将能去除它们，而用此种方式来对治，解脱也就随时在握了。

隆冬时，寒冷使湖水及河流冻结，水变得如此坚硬，可以承载人兽和车辆。当春天来临时，土壤和湖水都渐渐暖和，也渐渐地解冻。这时，有什么可以留下来？坚硬的冰块？水是柔软地流动，而冰是坚硬锐利的，没有人会说它们是相同的；可是也没有人能说它们是不同的。因为，冰是水凝固而成，而水是冰融化而成的。

我们对外界的认知也是相同的道理，去依附各种现象的实体，去忍受各式的折磨，好感或恶感、喜悦或痛苦、获得或失去、隆盛或衰落、赞美或责备，都会在心中凝结成一块坚冰，我们必须注入自由的活水来融化这意念的坚冰。

注：顶果钦哲仁波切（1910—1991）是藏传佛教宁玛派著名上师，不丹国国师。

观照戒烟法

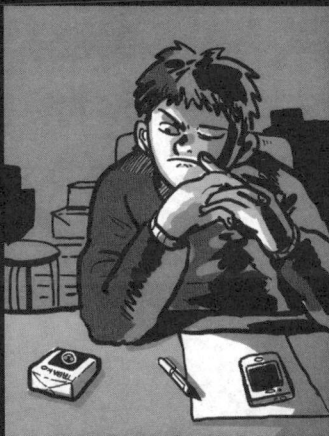

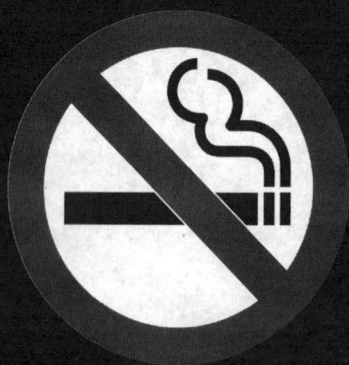

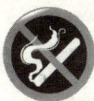

光有认识是不够的，必须应用；光有愿望是不够的，必须行动。

——歌德

在开始阅读本部分之前，建议你先熟悉前两部分的内容，直到你基本上可以条理清晰地向他人讲述吸烟的危害、烟瘾的真相以及习惯形成的机制。此外，你也需要找出日常生活中所有可能促使自己吸烟的有关暗示，尽量不要遗漏，然后记清它们。

通过前面的学习，你可能已经认识到吸烟的危害，彻悟了烟瘾的真相，明白了习惯是怎样养成的，你甚至已经决定要戒烟了。

很好！请你自行确定一个正式戒烟的日期，从这天起，你将正式与吸烟永远告别，与吸烟这种长期奴役你的习惯永远告别。从此，你将挣脱烟瘾的枷锁，过健康自律的生活。

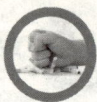

步骤一：认清烟瘾的真相并作出戒烟的书面承诺。

请你将放在办公场所、家里、车里以及身上的所有香烟、打火机、烟斗、烟灰缸集中起来，扔进垃圾箱。然后坐下来，郑重地对自己作出以下庄严承诺，并书面记录在本书第四部分"戒烟日志"的第一页上：

我_____，已经认清了烟瘾的真相和危害。为了我和我所爱的人，我决定选择自律的生活方式，拒绝再受烟瘾的奴役。

我发誓：从_____年_____月____日零时起，终身不再吸烟。

我谨在此庄严承诺：不论今后人生如何起伏，不论生活中遭遇怎样的压力，不论身体出现怎样的不适，不论遇到什么人，不论面对怎样的诱惑场景，我都绝对不再吸一根烟。

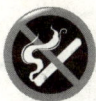

你可能觉得这一步骤像某种仪式。没错，它就是一个仪式，而且是一个庄严的仪式。而你则是这个仪式的唯一参与者。

步骤二：随时观照自己的起心动念并在烟瘾袭来时加以识别。

观照，原为美学术语，原意为注视、沉思、期望。审美中引申为审美把握，即超脱功利、凝神观照的态度。它不是被动的感知，而是主动积极的审美感受，是既有思维又有情感的反映和认识，并由这种认识产生情感上的满足和愉悦。

观照作为哲学与心理学的专用术语，指的是通过感性直觉直接达到理性本质的一种心理过程。

佛学所说的观，就是观察，用清净的心观察，观可以生"止"，就是禅定。照，就是对照，将清净的心与不清静的心对照、比较，照可以生"慧"。观照的本质就是观察自己的起心动念。

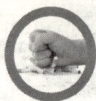

心不随境，是禅定的功夫；心不离境，是智慧的作用。

——圣严法师

你也可以这样理解，观照就是旁观，看你要观照的对象，虽然看得清清楚楚，明明了了，但不起心、不动念、不分别、不执着，这就是观照。

观照就像看电影一样，你只是一个观众。你在观看电影时也要能觉察自己的情感变化，当你感觉到自己正在与电影里的角色情感同步时，请提醒自己，你只是一个观众。你虽然在看、在听、在想，但是，你并不是电影中的人。观照者与被观照者最大的不同，就是作为观照者的你有选择的能力。你的不同选择，将会有不同结果。

烟瘾是极为隐蔽的陷阱，只存在于大脑之中，它是你自己所建造的虚幻监牢，如果你看不破它，你继续留住其中欲望最终往往都会战胜你想要逃离的欲望。而一旦你理解了这个监牢的本质，它就会不再存在了，就如同你理解魔术只是错觉之后，魔术师的魔

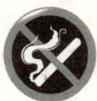

力就会随之消失一样。所以，当你对吸烟起心动念的时候，如能顿起觉照，想吸烟的念头就会消失。

当你写下戒烟的书面承诺时，就已经正式向烟瘾发起挑战了，接下来的五天里，烟碱对你的诱惑将达到顶点，这通常被称为"五天症状"，这期间，身体对于烟碱的渴望与饥饿感、沮丧和慌乱感极为相似，不过这些都是假象，一旦你心里明白，问题就能迎刃而解。

请在烟瘾生起时，观察你想吸烟的念头，审视想吸烟的欲望，看看它是如何产生的。

"我为何现在想吸烟？是什么暗示刺激的？"

"是什么事情让我对吸烟的欲望盘旋在心中？"

……

请在戒断反应来袭时，观察你面临的所谓"痛苦"，看看它是否真的存在。

"这就是戒烟带来的痛苦吗？它有让我的某个身体部位感到难受？这种感受是真实的吗？"

"我现在真的无法集中注意力吗？还是只是烟碱制造的幻象？"

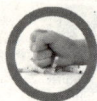

……

如果许多想法与感受瞬间涌现，请试着分辨它们：这个想法和感受是真实的吗？抑或只是烟瘾制造的幻象。

如此观察每个心理状态的生起，当你开始厘清它们时，你将更容易控制思想与感受，并且停止陷入烟瘾制造的幻象中，能理性地对待自己。你这样对自己说："我过去遇到这些问题时，就会吸烟，这让我一直以来都受到烟碱的奴役。从现在起，我的行为一定要有所不同。"

当你观察戒烟所产生的恐惧时，就会看见烟瘾在如何玩弄你的思想，如何利用思想制造你对戒烟的恐惧感。此时便是戒烟的最好机会，你可审视自己过去因恐惧而放弃戒烟的行为并下定决心坚持戒烟。

请在恐惧产生时，按照下面的步骤调整呼吸，你对戒烟所产生的恐惧将很快消退：

（1）端身正坐或站立。

（2）用嘴吸气，让肺充满空气。

（3）用鼻子极慢地呼气，心中默数从 10 至 0，直

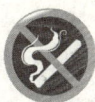

到将肺里的空气全部呼出。

重复上述呼吸方式数次。

随着观照经验的累积和呼吸方式的调整，你的心会逐渐平静，虽然吸烟的念头仍不时会生起，但你能忽略它们的表象，而只关注一切思想与感受的变化。你会看见每个心境的生起与达到高峰，无论它有多强烈，你若一直检视它，将看见每个心境是怎样消失的，你会愈来愈有信心，无论烟瘾的幻象如何变幻，终会结束。

记住，吸烟是个心理陷阱，和所有的骗人手段一样，一旦你将其识破，就再也不会上当。

我们必须朝我们内部看，观察我们自己、观察我们的灵魂，观察并倾听。直到你倾听到那个你一直在梦想的东西，换句话说——回答那黑暗中的敲门声，否则你无法从我们被禁锢的这个时刻升华而回到卓越的创造正在进行的时刻。

——劳伦斯·范·德波斯特爵士

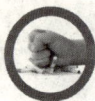

步骤三：将吸烟的欲望从身体里剥离出去。

请你将体内的烟瘾想象成一只阴险的烟狼，它寄生在你的体内，以烟碱为食，当你按照它的暗示定时吸入烟碱时，它会像一只温顺的金毛猎犬。当它感到饥饿时，它会向你摇尾乞怜，作出各种让你心软的举动，诱使你给它喂食。但是，如果你仍然拒绝响应，它就会露出狰狞的面目，向你发出咆哮，驱使你去吸烟。

从你掐灭最后一根烟的那一刻起，你的身体就会开始渴望烟碱，渴望逐渐累积，大约在第五天达到一个峰值。此后，身体对烟碱的渴望开始衰退，直到大约 3 个星期后，它才会彻底消失（还记得本书第二部分介绍的"21 天效应"吗？只要在 21 天内不断地重复新的习惯，你的大脑就能将其固化。吸烟是一种习惯，不吸烟同样也可以成为一种习惯，请用不吸烟替换吸烟）。

在你开始戒烟后的 21 天里，由于切断了烟碱的供

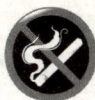

应，这只烟狼将拼命地作垂死挣扎，你不用害怕，反而应该为此感到欣慰。烟狼的垂死挣扎会以多种方式呈现出来，比如让你感到恍惚、易怒、不安、茫然、嗜睡、焦虑等，这些感觉从表面上看是真实存在的，但在本质上是虚假的，如果你静下心来，仔细去审视和观照这些内心的感觉，就会发现它们和身体受伤时所产生的痛苦并不一样，它们并不存在。

你要提醒自己，正是这些由烟瘾引发的种种感受，使你无视健康风险、金钱损失，终身受到烟碱的奴役。

戒断反应引发的各种身体反应，是上一次吸烟引起的空虚和不安，这种感受虽然令人不愉快，但你却应该为此感到高兴，因为你彻悟了这种感觉产生的原因，并知道体内的那只烟狼正在死去。因此，在戒烟后的 21 天里，每当这种感觉降临，你就可以想象自己将吸烟的欲望从身体中剥离了出去，如同脱下一件着了火的外套，静静地看着它化为灰烬。

尽管烟狼闹腾得很厉害，但你完全可以无视它，因为它正在慢慢死去。它再也不能耀武扬威，再也不能奴役你。一旦你彻底看清烟狼的真面目，你将了解

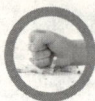

对吸烟的欲望只是一种来来去去的心态，它没有实体，无法伤害到你。

戒烟21天后，你在生理上对烟碱的依赖已完全消除，至于心理上的瘾，本来就只是幻象而已，因此在你观照它的时候便已烟消云散了。请记住，今后无论何种欲望从心里生起，你都可以观察到并决定是否舍弃它。

菩提本无树，

明镜亦非台。

本来无一物，

何处惹尘埃。

——慧能禅师

步骤四：树立起信仰并向你的信仰对象祈祷。

如果我们的生活缺乏一种更高层次的力量，如果

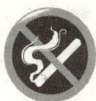

我们不承认自己的软弱，不管戒烟能持续多久，当生活压力太大的时候，我们还是有可能会复吸。但是，如果我们相信宇宙存在着某些更高层次的力量并且可以融入自己的生活，那么，不管面临多大的压力，都能坚持戒烟。国外研究人员发现，信仰能改变习惯。一旦人们信仰某种东西，这种信仰就会扩展到生活的其他方面，直到他们相信自己能改变。

　　信仰是将改造过的习惯回路变成永久行为的关键要素。因此，不论你是不是无神论者，我都强烈建议你根据自己的具体情况建立起某种信仰，并参考下面的示例拟定一份祈祷词。在 21 天的戒烟期间，请你每天早晚都向信仰对象诚恳地祈祷一次。当你成功戒烟后，如果遇到心理波动的时候，也可以继续祈祷，这样做会让你和信仰之间保持某种联系。

　　祈祷词示例：《安宁经》（台湾戒酒无名会祈祷词）

上苍

请赐我安宁的心境，接受我不能改变的事实。

　　请赐我勇气，改变我能改变的。

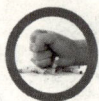

并赐我智慧，识别其中的差别。

按照你的意思去做。

再来再来再来，

有志者事竟成！

　　如果你仍然觉得将欲望从身体中完全剥离出去有困难，就请照着汉语拼音念下面的句子，这是一个来源于古印度的佛教咒语，被称为"般若波罗蜜多心咒"，已经流传了数千年，对于分离身心具有神奇的效果，佛陀曾赞扬它："是一切咒王！最上最妙，能伏一切！"请在调整呼吸时反复念诵它，你的身体对烟碱的渴望就会神奇地消失。

ga – de　ga – de　ba – ra – ga – de

ba – ra – sam – ga – de

bo – ti – swa – ha

　　如果你只想让生活发生相对较小的变化和改进，你可以关注自己的实践、行为和态度。但是，如果你

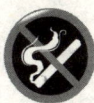

想让生活发生重大的实质性变化，你必须改变自己的思维模式。

——史蒂芬·柯维

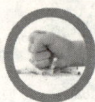

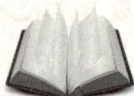

知识链接

内观与专注的区别

——葛印卡老师

内观不只是专注而已。内观是时时刻刻对内在实相的观察。你发展你的觉知和专注的能力。事物一直在改变，但是你保持觉知——这就是内观。不过，如果你只是专注于一个对象，它可能是一个虚幻的对象，那就没有事物会改变了。当你处于此虚幻时，你的心对它保持专注，你就不是在观察实相。当你观察实相时，它是一定会改变的。它一直不断地变化，而你仍然觉知它。这就是内观。

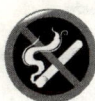

内观——实相

——葛印卡老师

在印度的古老语言——巴利语中，内观这个词的意思是观察，观察如其本然的实相。不是似乎如此，也不是看来如此，而是如其本然，就是它真正的本质、真正的特性。因此你就免除了对于实相的幻觉、错觉或迷惑。

关于什么的实相呢？关于你自己的实相。这是一个最大的错觉，一个人不知道"我是谁"，或者说"我是什么"，过去所有的圣哲已一再告诉我们要"认识自己"。但是如何"认识自己"呢？一定有某个修行方法。只是听闻开示，阅读经典，或只试着在理智层面了解它，却无法帮助我们认识自己。

我们必须探讨所谓"我"的层面，什么是"我"？这个结构的身体是我吗？在智力上你会说"不"，这个身体不是"我"，我不是这个身体，但实际上当你

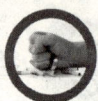

面对生活时，这个身体就变成我了，对这个身体产生很大的认同，并且对这个身体产生很大的执着，以至于造成了很大的紧张、痛苦。然而，这个一直在说我，我的，我的身体到底是什么呢？同样的，这个心到底是什么，这个心是我吗？这个心是我的吗？我可否说这个心就是"我自己"，这个心到底是什么？

再次的，不只是试着去了解这个身体是什么，这个心是什么，更要去体验它。这个技巧是在体验的层次上，对于这个心和身体结构的一种分析性的研究。当然，智力是需要的，智力将试着去了解，但并非只依赖智力，你必须用亲身的体验去探讨真相，一种在这个身体架构内的心和身的研究。这个心和身，它们是如何运作的，一方如何影响另一方，一方又如何一直被另一方所影响。

心和身是恒常的相互作用，当你向内深入，开始了解这个相互作用是怎样在身体里面不停地运作。因此这是一种对于自身结构、心和身的一种分析性研究。从表面的层次上去探讨它，从身和心显而易见的真相开始，然后在身体结构的范围内愈来愈深入地体验愈

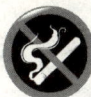

来愈微细的真相，一直到你能体验最微细的真相，也就是次原子粒子。

有关身体显而易见的真相是，它似乎是如此地坚实，没错，在表面上看它似乎很坚实，但当你愈来愈深入，经由亲身的体验，你将发现它根本就不坚实，这整个身体结构，不过是一团不断生、灭的次原子粒子，这整个结构不过是小波动。这是现代科学家凭借着许多不同的科学仪器和他们的智力所发现的，但这个结果不是经由他们的体验。

然而，过去的开悟者，却在体验的层次上，经由探讨他们自身的真相而发现这个事实，没有用任何仪器。经由亲身的体验，他们愈来愈深入，结果体会到这个看似坚实的身体，实际上不过是快速生—灭—生—灭的小泡泡、小波动，这是有关身的究竟真相。

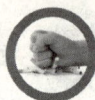

内观——心的真相

——葛印卡老师

　　一个人可能会遭遇到非常强烈的情感，比如说：愤怒升起时，它是如此地强烈，以至于它总是控制了你，恐惧升起时也是一样。

　　在心中升起的任何东西，试着控制你——你开始观察此事实，这是显而易见的真相，心和心内含的粗浅真相，而当你一直观察，你将会达到知道心和心不过都是一个又一个小波动的地步，非常微细的波动，快速的生—灭。

　　继续深入观察，将达到一个超越心和身的境界，光看这个我一直在说的——我、我的"我"是什么？到底这个我是什么呢？

　　内观可以持续地改变心的目前习性，心的目前习性是一直在做反应，当你碰到快乐的事情时——你就以贪求或执着来反应；当碰到不快乐的事情时——就

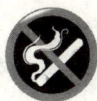

以嗔恶和愤恨来反应。而每次当你反应——不管是贪求或执着、嗔恶或愤恨——你将注意到你的心已失去了平衡，你已开始在体内制造紧张和纠结，一个紧接着另一个，而当你向内愈来愈深入时将发现，你整个身心结构，充满了许多结，许多纠缠不清的结，以致使你如此地紧绷。

在表面上看，一个人耽于这个感官的快乐，或那个感官的快乐，来试着逃出这种压迫感，他觉得："我很快乐，我没有痛苦，我现在没有任何压力。"

但当你向内深入，将发现自己不过是一大束的紧张，而那就是为何生命是如此地痛苦，在生命中没有真正的快乐的原因。

如果这种紧张从内心深处离去，那你将发现你所体验到的快乐是不可言喻的。无法以言语来表达它，无法用任何你所经历过的感官快乐来和它相比，它是那么地安详，那么地喜悦，但那只有在内心从紧张、纠结、愤怒、仇恨、恶意、憎恶、激情、恐惧、自私自利的烦恼中解脱后才会发生，所有这些不净烦恼，使一个人如此地不快乐。

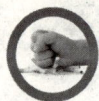

内观的修炼技巧（一）

——葛印卡老师

　　时常向内观察你的内心。当你观察它时，就开始走出盲目反应以及盲目反应的习惯，而且你的生命开始改变，当你逐渐地对于有关自己心和身的真相，以及在心和身间所发生的反应，树立了这个自我探讨的技巧，你愈观察它，将发现反应变得愈来愈少，你的心变得冷静、安详，因而你能更好地面对这个世界。

　　你一旦走出内心的痛苦，就能在日常生活中运用它，把所学的一切，试着每天去修炼，就像学体操一样，每天做体操，来使身体健康和强壮。同样的，这是一种心灵体操，早晚练习可以保持心灵层面的健康，并且运用这个健康的心，来过美好的生活。任何时候，当我们的心不健康或内心充满烦躁、愤怒时，人就持续生活在负面的环境里，反应就会充满负面性。如果

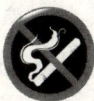

一个人摆脱了反应的生活习性，开始活在行动当中——太好了！行动总是正面的。充满了负面的反应，总是对自己和别人有害，而行动的生命却是正面的，不管是对自己或别人都有益处。

这个技巧是一种生活方式、一种行为规范，教会自己如何适当地生活，免于伤害自己或他人，保持自己的安详与和谐，并保持周遭气氛的安详与和谐。

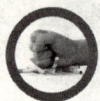

内观的修炼技巧（二）

——葛印卡老师

现在，让我们谈谈有关这个技巧，人们应该做些什么？他们如何修炼？一件很重要的事是，你必须探讨自己内在的真相——这个身心现象，整个身心的范畴——这是一项精细的工作。

当一个人开始自我探讨这个身体结构是什么，这个心灵结构是什么时，人被要求坐下来，要安静地坐着，闭上眼睛和嘴巴，没有身体上的活动，也没有语言上的活动，现在让我们看看，这个身体有些什么在发生。

第一件你将遭遇到的事情是呼吸，呼吸自然地进行着，这是当你开始修炼时，会注意到的最显而易见的真相。

你先由这里开始，只是开始观察自己的呼吸——吸气、呼气，不要把它变成一种身体的运动，你不应

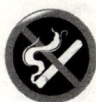

该调整呼吸或控制呼吸。有其他的技巧认为控制呼吸
是有帮助的。但在这里你不该控制呼吸，而是只观察
呼吸。如果它是深的，你就觉知——它是深的。如果
它是浅的，你就觉知——它是浅的。如果它经过这个
鼻孔，你就觉知——经过这个鼻孔，或者经过那个鼻
孔，或者经过两个鼻孔。

你正在发展觉知、系念的能力，对于自己心和身
的真相的系念，当然，当你修炼时会有许多困难。由
于旧的习惯，心开始东飘西荡，但只要你耐心地继续
修炼——很快地，你会了解到这个呼吸不只是一种身
体的功能，它同时也和心有着关联。

你将注意到当你在观察呼吸时，过去的思绪可能
会出现，未来的思绪也可能会出现，而因此你可能会
产生一些负面情绪。当你产生任何负面情绪时，你立
即会注意到呼吸不再平稳，它已经变得有些粗重，有
些快，而当负面情绪消失后，呼吸又恢复到正常。

所以呼吸不只是一种身体功能，它和心有着关联，
也和心的杂染有着关联。

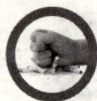

内观的修炼技巧（三）

—— 葛印卡老师

当你继续修炼到第四天时，全身充满了感觉，不管是热、冷、痒、刺痛、颤动、脉动或是粗、重、轻，总之有些事情在全身发生着，某些生化电磁或其他反应一直在发生。

但是我们的心总是分散在表面的事物上，它不愿去观察我们内在的真相，因此不管发生什么事情，意识心并未觉察到它们。

现在这个技巧，可帮助你愈来愈深入观察自己。你开始注意到全身的感觉。当进行到第六、七、八天时——这要看个人的情况，并非所有人都如此——有些人将发现整个身体结构，不过是颤动、颤动、颤动，心和身不过是一些颤动、生、灭、生、灭。

这必须去亲身体验，而非只是接受，在智力上或虔信上接受，那不会有任何帮助。一个人必须体验它，

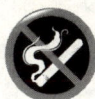

只有当他开始体验才会了解："瞧！没有坚实的东西，并没有任何地方有坚实的东西存在。"

当你再深入去了解在心和身之间的相互作用，就能注意到眼根——颤动、颤动，耳根——颤动、颤动，鼻根——颤动、颤动，舌根——颤动、颤动，身根——颤动、颤动，意根——颤动、颤动。我们凭借着和外面接触的六个根门，不过是颤动、颤动。

而任何接触到这些根门的事物，也都是颤动、颤动。一个声音传过来，你会注意到那是颤动、颤动。形象、颜色或光线和眼睛接触，它是颤动。气味和鼻子接触，它是颤动。滋味和舌头接触也是颤动。某样东西碰到身体，它是颤动。念头、思绪和心接触也是颤动，每一样事物不过是颤动、颤动。

声音和耳朵接触，一个颤动和另一个颤动接触，就因为这个接触，开始了一个新形态的颤动，另一种形态的颤动也开始了，就像敲锣一样。不管你敲锣的哪个部位，一个颤动将从那个部位开始，但这个颤动并不会局限在你敲的那个部位，整个锣都开始颤动，所以当你听到声音，或看到任何事物，或闻到气味，

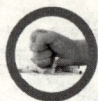

或品尝食物，或接触到任何东西，或想事情时，你的整个身体结构会开始颤动，颤动存在于每一个地方。

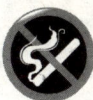

内观的修炼技巧（四）

——葛印卡老师

当你身体开始颤动时，心的一部分会说："噢！有事情发生了，一个声音传来了，有些事情已经在耳边发生。"之后心的另一部分会说："什么事？一些话？什么话？骂人的话？或者赞美的话？"这是心的第二部分，它的职责是去认出并给予评价："骂人的话，喔！非常不好。赞美的话，啊！太棒了。"它已经对这些话给予了评价。

接着心的第三部分开始运作，这些原本的感觉和颤动，都是非常中性的，但当你给予它们评价——这是骂人的，很不好，你会注意到所有这些颤动都转变成非常不愉快的颤动。而当你给予评价说："喔！这些话是赞美的话，啊！太棒了。"你将会发现这些颤动变成非常愉快的颤动。心的第三部分开始感受到这些颤动——愉快的、不愉快的或中性的。

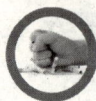

然后心的第四部分开始反应。假使是愉快的颤动，它就开始以贪求来反应；假使是不愉快的颤动，它就开始以嗔恨来反应。而这个过程一直持续地累积，并继续一段很长的时间。因此有一段很长的时间会使你不平衡，心因此失去了安详，失去了和谐。

假使你只是观察它，并不给予评价："噢！话只是话，颤动只是颤动。看！它正在升起，又正在消失，正在升起，又正在消失。"你试着保持内心的平静、安详，试着保持内心的平衡，试着保持内心的平等，不加反应。而这就是你如何开始改变内心的旧习性，了解心和身的整个过程。因为不了解心和身的相互作用，使得我们持续地累积紧张和痛苦。而经由实际上和体验上的了解，使我们摆脱了如此痛苦的疯狂惯性反应。

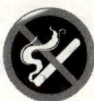

内观的修炼技巧（五）

——葛印卡老师

通过内观的修炼可以窥探到发生在自己内在的事情。如果这一个旧习性开始改变，即使是一点点，那么那个人就一点点地摆脱了痛苦。而当这个旧习性改变得愈来愈多，那个人也发现自己摆脱了愈来愈多的痛苦。如果这个旧习性得到完全地改变，那么那个人便全然地由痛苦中得到解脱。

这不过是一种心和身的科学、一种应用科学——去了解心和身的过程与如何运作。不只是读一些有关的书籍，也不只是聆听一些开示，而是一种应用科学。你必须在身心实验室里，去了解到底在发生什么。事情是如何发生的，心是如何被身所影响，而身又是如何被心所影响，这种相互作用是如何进行的，这种互相往来和潜伏的流动，又是如何进行的。一些事情或其他事一直透过这整个结构在发生。去了解它，你就会开始摆脱那些

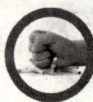

使你非常痛苦的旧习性。

这是一个摆脱普遍性痛苦的方法。愤怒、仇恨、恶意、激情或贪求的反应——这是每一个人的习性。这疯狂的习性，不限于基督教徒、回教徒、印度教徒、佛教徒或是犹太教徒，也不限于澳洲人、新西兰人、英国人、俄国人或者中国人，它是世界性的。

这种疾苦是世界性的。我们持续地以这些负面的情绪来反应，以致我们一直陷于痛苦之中。这种疗法也是世界性的，这不是要你从原本的宗教团体转换到另一个宗教团体，这技巧和宗教团体无关。

就像你进一所学校，你学到有关科学及应用科学的一些知识，而你不需要转换到别的宗教。同样的，你在学习有关于心和身的应用科学。经由自身的体验，你正在了解它，并不需要从一个宗教转换到另一个宗教。

这其中当然也牵涉到转换，你转换了自己。你把自己从痛苦中转换到快乐，从无知中转换到智慧，这类转换是牵涉在内的，而任何人都需要这种转换。

目前因为许多地方对于这种技巧并不熟悉，所以

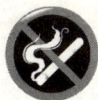

人们对它有些担心："到底在做什么？是不是一种外来的宗教仪式？或是一种外来的教理、一种外来的信仰、一种外来的宗教强加在我们的身上？"

这是一种纯粹的科学，当人们经历了它便会了解。因为人们需要它，需要某种方法去了解自己的心和身。你也许读了许多心理学方面的书，想借以了解心，但那无法帮助你。你也读了许多生理学和解剖学方面的书籍，但也无法帮助你。然而当你体验到自己心和身的真相时，那才会开始帮助你，把你从使你痛苦以及伤人害己的负面情绪中拯救出来。而你学到了一种能使自己享受到真正的安详、和谐与快乐的技巧。

建议在你的一生中，抽出十天的时间来体验它。也只有通过亲身体验，才能知道它是什么。光是谈论，不会有任何帮助。体验它，并不强迫任何人。只是为了自身的好处，为了自身的利益，为了自身真正的快乐。

注：葛印卡老师（1924—2013），著名的内观静坐大师。祖籍印度，在缅甸出生长大。

戒烟日志

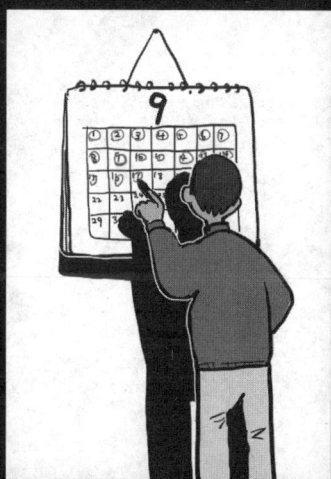

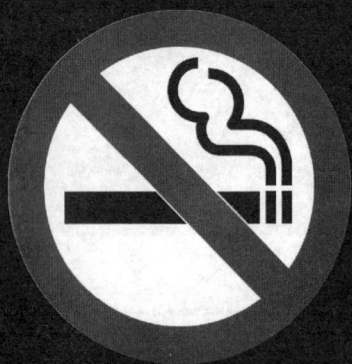

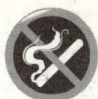

我们一般不做计划的主要理由之一是害怕作出承诺以及与此紧密联系的后果，也即害怕失败。但是，请记住，梦想和目标之间的区别在于写下你的计划。如果你不把它付诸文字，我几乎敢保证你必然失败。你的目标将停留在"总有一天"的梦想。你必须把自己的计划转变为行动。

——希鲁姆·W. 史密斯

戒烟承诺

我_____，已经认清了烟瘾的真相和危害。为了我自己和我所爱的人，我决定选择自律的生活方式，拒绝再受烟瘾的奴役。

我发誓：从_____年_____月_____日零时起，终身不再吸烟。

我谨在此庄严承诺：不论今后人生如何起伏，不论生活中遭遇怎样的压力，不论身体出现怎样的不适，不论遇到任何人，不论面对怎样的诱惑场景，我都绝对不再吸一根烟。

日期：_____年____月____日（星期_____）

今天是我正式戒烟的第____天

祈祷词

_____

_____

_____

_____

_____

_____

_____

_____

_____

_____

_____

_____

观照法 戒烟手册

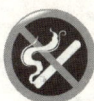

今天戒烟的感受：

【壹】身体感受：

_____

_____

_____

_____

_____

_____

_____

【贰】心理感受：

_____

_____

_____

_____

_____

_____

_____

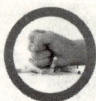

【叁】今天烟狼有什么反应?

_____

_____

_____

_____

_____

_____

【肆】今天烟狼曾以什么方式/假象来恐吓、诱惑我?
我是怎么对付它的:

_____

_____

_____

_____

_____

_____

_____

_____

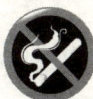

　　你只有通过实践才会知道。知道而不去实践其实就是不知道。绝大多数人在内心深处都知道自己应该做的许多事情以及自己不应该做的许多事情。如果他们能够根据这种认识来行事，那么他们的其他问题纯粹就是学术性质的了。

——史蒂芬·柯维

日期：_____年____月____日（星期_____）

今天是我正式戒烟的第____天

祈祷词

_____

_____

_____

_____

_____

_____

_____

_____

_____

_____

_____

_____

_____

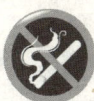

今天戒烟的感受：

【壹】身体感受：

_____

_____

_____

_____

_____

_____

【贰】心理感受：

_____

_____

_____

_____

_____

_____

_____

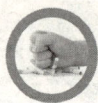

【叁】今天烟狼有什么反应？

_____

_____

_____

_____

_____

_____

_____

【肆】今天烟狼曾以什么方式／假象来恐吓、诱惑我？
我是怎么对付它的：

_____

_____

_____

_____

_____

_____

_____

_____

_____

_____

_____

_____

_____

_____

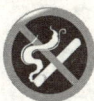

　　自律是付出代价以实现自己的愿景。自律的反面是放纵，牺牲生命中最重要的以换取一时的欢乐或陶醉。大多数人把自律等同于缺乏自由。事实正相反。只有自律才能有真正的自由。不自律的人会沦为情绪、口味和热情的奴隶。

——史蒂芬·柯维

日期：_____年____月____日（星期_____）

今天是我正式戒烟的第____天

祈祷词

_____

_____

_____

_____

_____

_____

_____

_____

_____

_____

_____

_____

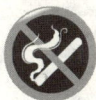

今天戒烟的感受：

【壹】身体感受：

_____

_____

_____

_____

【贰】心理感受：

_____

_____

_____

_____

_____

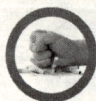

【叁】今天烟狼有什么反应？

_____

_____

_____

_____

_____

_____

_____

【肆】今天烟狼曾以什么方式/假象来恐吓、诱惑我？
我是怎么对付它的：

_____

_____

_____

_____

_____

_____

_____

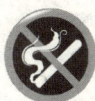

　　让你的良知引导你作出承诺。承诺一旦作出了，无论是怎样微不足道，都要遵守下去。渐渐地，你的荣誉感将压倒你的情绪。随着你的自制感、自控感、安全感和胜任感不断加强，你就能够作出更大的承诺并且遵守这些承诺。

——史蒂芬·柯维

日期：_____年____月____日（星期_____）

今天是我正式戒烟的第____天

祈祷词

_____

_____

_____

_____

_____

_____

_____

_____

_____

_____

_____

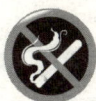

今天戒烟的感受：

【壹】身体感受：

_____

_____

_____

_____

_____

_____

_____

【贰】心理感受：

_____

_____

_____

_____

_____

_____

_____

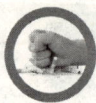

【叁】今天烟狼有什么反应？

_____

_____

_____

_____

_____

_____

_____

_____

【肆】今天烟狼曾以什么方式/假象来恐吓、诱惑我？
我是怎么对付它的：

_____

_____

_____

_____

_____

_____

_____

_____

_____

_____

_____

_____

_____

_____

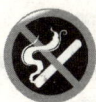

当你研究所有成就伟业的人，你会发现一个模式。通过自己不懈的努力和内心的斗争，他们极大地开发了自己的四项天生才能。这四项才能的最高表现就是：愿景、自律、热情、良知。它们也代表我们表达自己心声的最佳方法。

——史蒂芬·柯维

日期：_____年____月____日（星期_____）

今天是我正式戒烟的第____天

祈祷词

_____

_____

_____

_____

_____

_____

_____

_____

_____

_____

_____

_____

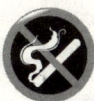

今天戒烟的感受：

【壹】身体感受：

_____

_____

_____

_____

_____

_____

【贰】心理感受：

_____

_____

_____

_____

_____

_____

_____

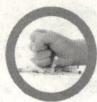

【叁】今天烟狼有什么反应?

_____

_____

_____

_____

_____

_____

【肆】今天烟狼曾以什么方式/假象来恐吓、诱惑我?
我是怎么对付它的:

_____

_____

_____

_____

_____

_____

_____

_____

_____

_____

_____

_____

_____

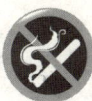

　　让今天的欢乐服从于长期的幸福的过程，就是自律的要旨所在。"那些从不让冲动服从于原则的人还谈什么幸福。那些从不牺牲今日以换取未来，从不让个人欢乐服从于大众幸福的人，他们谈论幸福就好像盲人在谈论颜色。"

——霍拉斯·曼

日期：_____年____月____日（星期_____）

今天是我正式戒烟的第____天

祈祷词

_____

_____

_____

_____

_____

_____

_____

_____

_____

_____

_____

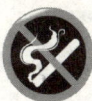

今天戒烟的感受：

【壹】身体感受：

_____

_____

_____

_____

_____

_____

_____

【贰】心理感受：

_____

_____

_____

_____

_____

_____

_____

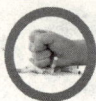

【叁】今天烟狼有什么反应?

_____

_____

_____

_____

_____

_____

_____

【肆】今天烟狼曾以什么方式/假象来恐吓、诱惑我?
我是怎么对付它的：

_____

_____

_____

_____

_____

_____

_____

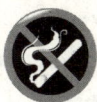

　　愿景，是一个人彻底改造自我的过程的开始，也是有待实现的现实。当愿景与献身精神结合起来，就产生了自律。自律是详细阐明现实并接受现实；是自愿投入现实而不是拒绝承认；是面对现实并作出必要的牺牲以实现愿景。

——史蒂芬·柯维

日期：_____年___月___日（星期_____）

今天是我正式戒烟的第____天

祈祷词

_____

_____

_____

_____

_____

_____

_____

_____

_____

_____

_____

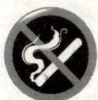

今天戒烟的感受:

【壹】身体感受:

_____

_____

_____

_____

_____

【贰】心理感受:

_____

_____

_____

_____

_____

_____

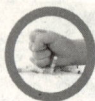

【叁】今天烟狼有什么反应？

_____

_____

_____

_____

_____

_____

【肆】今天烟狼曾以什么方式/假象来恐吓、诱惑我？
我是怎么对付它的：

_____

_____

_____

_____

_____

_____

_____

_____

_____

_____

_____

_____

_____

_____

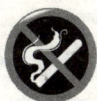

很多人设定目标后没几天，甚至没几个小时就放弃了目标。陷入这种循环确实很让人灰心丧气，他们抱怨自己没办法做到自律。其实按照我的经验，他们所遇到最大的问题并不是自律，而是没有花工夫确定自己的愿景。

——史蒂芬·柯维

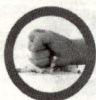

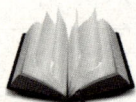

什么是信仰

信仰是对某种主张、主义、宗教或某人极其相信和尊敬，拿来作为自己行动的指南或榜样。

信仰是心灵的产物，不是宗教或政党的产物。没有宗教和政党，人同样可以拥有信仰。信仰是个人的意识行为，靠集体的信念建立起来的信仰可能会随着某个宗教、政党、组织的解体而烟消云散。

信仰是人类最基本的一种情绪。信仰的东西往往超脱于现实，所以神、已故的亲人，或者以人为灵魂主导的团队、国家、宗教等往往成为信仰。信念跟信仰是不一样的，信念是你坚信的东西或者事情，信仰则是人们灵魂的标准。

哲学认为信仰就是信仰者的信任所在，但与信任不同的是，信仰同时也是信仰者价值的所在。

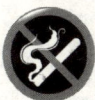

信仰是人们对生活所持的某些长期的和必须加以捍卫的根本信念。不管科学技术发展到何等程度，人的局限性是不会改变的。随着人类知识的增加，在一些问题的认识上获得了进展，但一些新的困惑又会产生，而在有些问题上，比如对死亡所引起的恐惧这一人生终极问题上，则几乎没有任何进展。在已知和未知、有限和无限之间的鸿沟这一问题上，人类与自己的祖先相比，缩小的距离远没有想象的那么大。在这条鸿沟里，既生出希望，也生出恐惧，这就给信仰留出了地盘。人类永远需要信仰，要依靠信仰尽力拉近有限和无限的距离。

信仰是为了超越，超越一切有限，唯有超越现实的无限才能真正成为弥补人自身局限性的希望。

道德生活是伴随人类发展始终的社会现象，而信仰是支撑道德生活的基石，是人类生存须臾不可分离的基本生存条件，它从根本上决定着人类道德实践的范围、层次和方式。信仰不但赋予道德以自律的本性和意义，而且是人们的精神支柱和道德选择的坐标。信仰不但可以提升人们的道德境界，而且可以塑造人们的道德人格。信仰不但是道德行为的动力，而且是

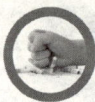

人生路上的"方向灯"。

宗教信仰是诸多信仰中的一类。目前世界上最主要的宗教有基督教、天主教、伊斯兰教、佛教。在中国一向提倡宗教信仰自由，因此各宗教派别在中国都有或多或少的发展，除了以上四种宗教，还有中国特有的道教。

（1）佛教。佛教相信每个人的命运都掌握在自己手中。佛教推崇理性，反对迷信，注重因果，它包含着丰富的辩证主义思想内容，并一向支持科学技术的发展。

（2）道教。道教以"道"为最高信仰，以神仙信仰为核心内容，以丹道法术为修炼途径，以得道成仙为终极目标，追求自然和谐、国家太平、社会安定、家庭和睦，相信修道积德者能够幸福快乐、长生不死。

（3）基督教。基督教提倡包容、进步精神。敬仰并感恩基督。基督教号召自由、民主、仁义、义气与道义，消除内心的不良欲望，对犯下的过错和自身的罪恶进行忏悔，净化心灵。

（4）天主教。天主教认为，世上的人有善有恶，将来基督从天降临，审判地上的活人和死人，善人将

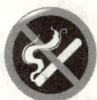

进入天国获得永生，恶人将被抛入地狱受永罪。教会把天堂描绘成一个极乐世界。地狱则到处是不灭之火，极为可怕。此外，在天堂和地狱之间，还有炼狱。有一定的罪，但不必下地狱者，就被暂时放在炼狱里受苦，等所有罪过炼烧干净，补赎完了，方可进入天堂。

（5）伊斯兰教。伊斯兰教的信仰主要包括理论和实践两个部分。理论部分包括信仰（伊玛尼），即：信安拉、信天使、信经典、信先知、信后世、信前定（简称"六大信仰"）。实践部分包括伊斯兰教徒必须遵行的善功和五项宗教功课（简称"五功"），即：念"清真言"、礼拜、斋戒、天课、朝觐，简称"念、礼、斋、课、朝"。

如今越来越多的学者通过研究发现，人类之所以不同于其他生物，关键在于人拥有自我意识。自我意识使得人类会观察世界，反思自身，也正是因为自我意识，几乎从人类诞生开始，便有了信仰，可以说，有人的地方，就有信仰。

资料来源：百度百科。

日期：_____年____月____日（星期_____）

今天是我正式戒烟的第____天

祈祷词

_____

_____

_____

_____

_____

_____

_____

_____

_____

_____

_____

_____

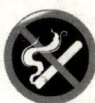

今天戒烟的感受：

【壹】身体感受：

_____

_____

_____

_____

_____

_____

【贰】心理感受：

_____

_____

_____

_____

_____

_____

_____

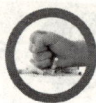

【叁】今天烟狼有什么反应?

_____

_____

_____

_____

_____

_____

【肆】今天烟狼曾以什么方式/假象来恐吓、诱惑我?
我是怎么对付它的:

_____

_____

_____

_____

_____

_____

_____

_____

_____

_____

_____

_____

_____

_____

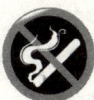

请首先在一些小的方面向自己作出承诺并且遵守这些诺言。承诺一旦作出了，无论是怎样微不足道，都要遵守下去。渐渐地，你的自制感、自控感、安全感和胜任感将不断加强，你就能够作出更大的承诺并且遵守这些承诺了。

——史蒂芬·柯维

日期：_____年___月___日（星期_____）

今天是我正式戒烟的第____天

祈祷词

_____

_____

_____

_____

_____

_____

_____

_____

_____

_____

_____

_____

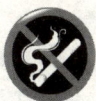

今天戒烟的感受：

【壹】身体感受：

_____

_____

_____

_____

_____

_____

【贰】心理感受：

_____

_____

_____

_____

_____

_____

_____

_____

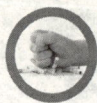

【叁】今天烟狼有什么反应？

_____

_____

_____

_____

_____

_____

【肆】今天烟狼曾以什么方式/假象来恐吓、诱惑我?
我是怎么对付它的:

_____

_____

_____

_____

_____

_____

_____

_____

_____

_____

_____

_____

_____

_____

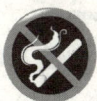

　　我们大家都有意识地决定放弃平庸的生活，去过卓越的生活。无论我们已经在通往平庸的路上走了多久，我们永远可以选择转换所走的路。永远如此，从不嫌晚。当我们改变自己的思想的时候，也就改变了自己的生活。

——史蒂芬·柯维

日期：_____年____月____日（星期_____）

今天是我正式戒烟的第____天

祈祷词

_____

_____

_____

_____

_____

_____

_____

_____

_____

_____

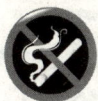

今天戒烟的感受：

【壹】 身体感受：

_____

_____

_____

_____

_____

_____

_____

【贰】 心理感受：

_____

_____

_____

_____

_____

_____

_____

_____

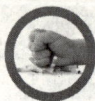

【叁】今天烟狼有什么反应?

_____

_____

_____

_____

_____

_____

【肆】今天烟狼曾以什么方式/假象来恐吓、诱惑我?
我是怎么对付它的:

_____

_____

_____

_____

_____

_____

_____

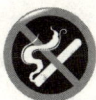

　　我们必须朝我们内部看，观察我们自己、观察我们的灵魂，观察并倾听。直到你倾听到那个你一直在梦想的东西，换句话说，回答那黑暗中的敲门声，否则你无法从被禁锢的这个时刻升华而回到卓越的创造正在进行的时刻。

　　　　　　　　　　——劳伦斯·范·德波斯特爵士

日期：_____年____月____日（星期_____）

今天是我正式戒烟的第____天

祈祷词

_____

_____

_____

_____

_____

_____

_____

_____

_____

_____

_____

_____

_____

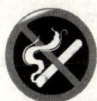

今天戒烟的感受：

【壹】身体感受：

_____

_____

_____

_____

_____

_____

_____

【贰】心理感受：

_____

_____

_____

_____

_____

_____

_____

_____

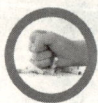

【叁】今天烟狼有什么反应？

_____

_____

_____

_____

_____

_____

【肆】今天烟狼曾以什么方式/假象来恐吓、诱惑我？
我是怎么对付它的：

_____

_____

_____

_____

_____

_____

_____

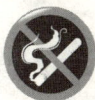

　　我是一直陪在你身边的伙伴。我是你最得力的助手，也是你最沉重的负担。我可以推动你前进，也可以导致你失败。如果你牢牢地掌控我，我会让这个世界为你敞开大门。放任我自行其是，我将毁掉你。知道我是谁吗？我是习惯。

日期：_____年___月___日（星期_____）

今天是我正式戒烟的第____天

祈祷词

_____

_____

_____

_____

_____

_____

_____

_____

_____

观照法 戒烟手册

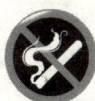

今天戒烟的感受：

【壹】身体感受：

【贰】心理感受：

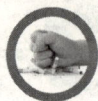

【叁】今天烟狼有什么反应?

_____

_____

_____

_____

_____

_____

【肆】今天烟狼曾以什么方式/假象来恐吓、诱惑我?
我是怎么对付它的:

_____

_____

_____

_____

_____

_____

_____

_____

_____

_____

_____

_____

_____

_____

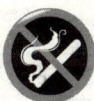

　　良知是对于正确和错误的内心道德感，是追求生活意义和成就感的动力。它是愿景、自律和热情的指导力量。良知是内心轻微的心声，是安静的，是平和的。良知是牺牲，是让利己主义服从于更高的目标、事业或原则。

——史蒂芬·柯维

日期：_____年___月___日（星期_____）

今天是我正式戒烟的第____天

祈祷词

_____

_____

_____

_____

_____

_____

_____

_____

_____

_____

_____

_____

_____

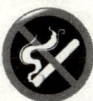

今天戒烟的感受:

【壹】身体感受:

_____

_____

_____

_____

_____

_____

【贰】心理感受:

_____

_____

_____

_____

_____

_____

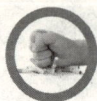

【叁】今天烟狼有什么反应？

_____

_____

_____

_____

_____

_____

【肆】今天烟狼曾以什么方式/假象来恐吓、诱惑我？
我是怎么对付它的：

_____

_____

_____

_____

_____

_____

_____

_____

_____

_____

_____

_____

_____

_____

_____

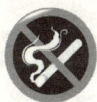

　　培养健全的人格，即忠实于自己的最高价值观、信念和良知。培养健全人格的最佳方法是从一点一滴做起，许下诺言并履行之。只要能持之以恒，你将渐渐形成健全的人格，成为一个完整的人，它将成为你巨大的力量源泉。

——史蒂芬·柯维

日期：＿＿＿年＿＿月＿＿日（星期＿＿＿）

今天是我正式戒烟的第＿＿天

祈祷词

_____

_____

_____

_____

_____

_____

_____

_____

_____

_____

_____

_____

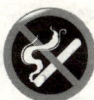

今天戒烟的感受：

【壹】身体感受：

_____

_____

_____

_____

_____

_____

【贰】心理感受：

_____

_____

_____

_____

_____

_____

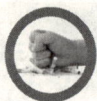

【叁】今天烟狼有什么反应？

_____

_____

_____

_____

_____

_____

【肆】今天烟狼曾以什么方式/假象来恐吓、诱惑我？
我是怎么对付它的：

_____

_____

_____

_____

_____

_____

_____

_____

_____

_____

_____

_____

_____

_____

_____

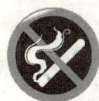

对自己许一个诺言，这个诺言在别人看来可能很渺小，无足轻重，但对你来说却意味着全心全意地付出，比如每天进行十分钟的身体锻炼。这样做的意义在于，当你付诸行动时，你作出更大的承诺并加以履行的能力就会有所增长。

——史蒂芬·柯维

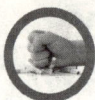

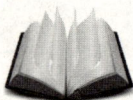

知识链接

美国"嗜酒者互诫协会"戒酒十二个步骤

美国"嗜酒者互诫协会"即"匿名戒酒会"。该互诫协会的"戒酒十二个步骤"是一套精神原则。如果作为一种生活方式予以实践，这些原则能用于去除酒瘾，使嗜酒者重新获得快乐和有价值的健全人生。

第一步：我们承认，在对待酒瘾的问题上，我们自己已经无能为力，它使我们的生活变得一塌糊涂。

承认自己无能为力，是获得解放的第一步。

第二步：认识到有一种超越于我们自身的力量，它能够让我们恢复正常心智。

互诫协会对信仰没有要求，"戒酒十二个步骤"只是建议，重要的是敞开胸襟，重新找回失去的信念。

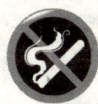

第二步是走向正常心智的振作之点。

第三步：决定将愿望和生活托付给我们各自所理解的上苍照管。

"第三步"如同开启一扇闭锁的门。我们怎样才能让上苍走入我们的生活？愿望就是开门的钥匙。

第四步：做一次彻底和勇敢的自我道德反省。

"第四步"是我们发现自身问题的努力，是一项终身实践的开端。

第五步：向上苍问自己，向他人承认自己错误的实质。

"第五步"不容易做到，但对于清醒与安宁必不可少。自我剖析是一种由来已久的准则，如果不能勇敢地承认自己的缺点，很少有人能保持清醒。

第六步：做好让上苍除掉我们性格中一切弱点的准备。

"第六步"对于精神成长必不可少，是终身事业的第一步。

第七步：谦卑地请求上苍除掉我们的缺点。

"第七步"是态度的改变，它使我们得以走出自

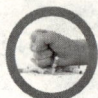

我，走向上苍。

第八步：列出曾经受到我们伤害的人的姓名，自愿向每一个人承认错误。

这一步骤及以下的两步骤，关注的都是个人关系。意识到对他人造成的各种伤害。第八步是结束孤立状态的起步。

第九步：在不伤害这些人或其他人的前提下，尽可能地向他们弥补过失。

宁静的心态是良好判断的首要条件，切合时机对于弥补过失至关重要。准备好接受自己过去的行为造成的后果，并对他人的利益负起责任——这就是第九步的精神。

第十步：不断地检讨自己，只要做错了事，就立即承认。

气恼、愤怒、嫉妒、羡慕、自怜、受伤的自傲——都会导向嗜酒。

第十一步：通过祈祷和冥想，增强与我们所理解的上苍的交流，只求理解它对我们的旨意，并获得遵照它的旨意去做的力量。

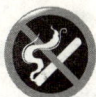

冥想和祈祷是通往更高力量的渠道。认识自我检查与冥想和祈祷之间的联系，建造不可动摇的生活基础。每天祈求能理解并执行上苍的旨意和恩赐，领受祈祷和冥想的回报。

第十二步：在实践上述步骤并获得精神上的觉醒后，设法将这一信息传达给其他嗜酒者，并在一切日常事务中贯彻这些原则。

资料来源：百度百科。

日期：_____年____月____日（星期_____）

今天是我正式戒烟的第____天

祈祷词

_____

_____

_____

_____

_____

_____

_____

_____

_____

_____

_____

_____

_____

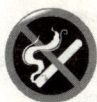

今天戒烟的感受：

【壹】身体感受：

_____

_____

_____

_____

_____

_____

【贰】心理感受：

_____

_____

_____

_____

_____

_____

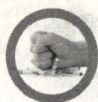

【叁】今天烟狼有什么反应？

_____

_____

_____

_____

_____

_____

【肆】今天烟狼曾以什么方式/假象来恐吓、诱惑我？
我是怎么对付它的：

_____

_____

_____

_____

_____

_____

_____

_____

_____

_____

_____

_____

_____

_____

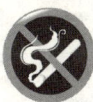

　　你一旦实现了起飞，你将惊喜地发现它所赋予你的自由。正如宇航员在起飞的过程中，几乎没有什么自由和力量，但是一旦脱离了地球的引力和围绕地球的大气，他们就体验到了令人难以置信的自由。他们拥有了许许多多的选择。

——史蒂芬·柯维

日期：_____年___月___日（星期_____）

今天是我正式戒烟的第____天

祈祷词

_____

_____

_____

_____

_____

_____

_____

_____

_____

_____

_____

_____

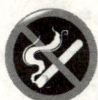

今天戒烟的感受：

【壹】身体感受：

_____

_____

_____

_____

_____

_____

【贰】心理感受：

_____

_____

_____

_____

_____

_____

_____

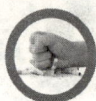

【叁】今天烟狼有什么反应？

_____

_____

_____

_____

_____

_____

【肆】今天烟狼曾以什么方式/假象来恐吓、诱惑我？
我是怎么对付它的：

_____

_____

_____

_____

_____

_____

_____

————————————————

————————————————

————————————————

————————————————

————————————————

————————————————

————————————————

————————————————

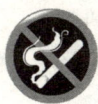

身体上的自制是一件非常具体，让我们立时三刻就可以有所行动的事情。只要我们控制了身体的欲望，强化了身体智能，就能渐渐看到刺激与回应之间的空间缩短，以及随之而来在思想、情感和灵魂上产生的一切积极变化。

——史蒂芬·柯维

日期：_____年___月___日（星期_____）

今天是我正式戒烟的第____天

祈祷词

_____

_____

_____

_____

_____

_____

_____

_____

_____

_____

_____

_____

观照法 戒烟手册

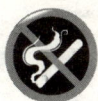

今天戒烟的感受：

【壹】身体感受：

_____

_____

_____

_____

_____

_____

_____

【贰】心理感受：

_____

_____

_____

_____

_____

_____

_____

_____

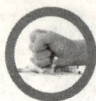

【叁】今天烟狼有什么反应?

_____

_____

_____

_____

_____

_____

【肆】今天烟狼曾以什么方式/假象来恐吓、诱惑我?
我是怎么对付它的:

_____

_____

_____

_____

_____

_____

_____

_____

_____

_____

_____

_____

_____

_____

_____

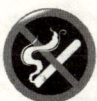

当我们改变自己的思想的时候，也就改变了自己的生活。你可以选择向后并退到安全的地方，也可以选择向前并因此而成长。如果你每天自觉地成功实现某项与你珍视的事情有关的任务，将有助于你抗击内心的魔鬼。

——希鲁姆·W. 史密斯

日期：_____年____月____日（星期_____）

今天是我正式戒烟的第____天

祈祷词

_____

_____

_____

_____

_____

_____

_____

_____

_____

_____

_____

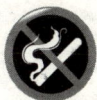

今天戒烟的感受：

【壹】身体感受：

_____

_____

_____

_____

_____

_____

【贰】心理感受：

_____

_____

_____

_____

_____

_____

_____

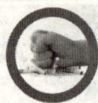

【叁】今天烟狼有什么反应?

_____

_____

_____

_____

_____

_____

【肆】今天烟狼曾以什么方式/假象来恐吓、诱惑我?
我是怎么对付它的:

_____

_____

_____

_____

_____

_____

_____

_____

_____

_____

_____

_____

_____

_____

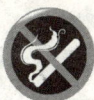

　　我们最深切的恐惧不是我们不合格，而是我们的无穷力量。恐惧的是我们的光明面，而不是黑暗面。我们大家都应当光芒四射，就像孩子们那样。当我们把自己从恐惧中解放出来的时候，我们的出现也自动解放了周围的其他人。

——马利安·威廉森

日期：_____年____月____日（星期_____）

今天是我正式戒烟的第____天

祈祷词

_____

_____

_____

_____

_____

_____

_____

_____

_____

_____

_____

_____

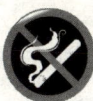

今天戒烟的感受：

【壹】身体感受：

_____

_____

_____

_____

_____

_____

_____

【贰】心理感受：

_____

_____

_____

_____

_____

_____

_____

_____

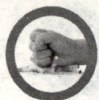

【叁】 今天烟狼有什么反应？

_____

_____

_____

_____

_____

_____

【肆】 今天烟狼曾以什么方式/假象来恐吓、诱惑我？
我是怎么对付它的：

_____

_____

_____

_____

_____

_____

_____

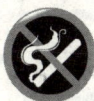

　　我们大家都能有意识地决定放弃平庸的生活，去过卓越的生活。无论我们的环境如何，我们每个人都能作出这种决定。我们大家都拥有决定去过卓越的生活的力量，甚至更加简单。不仅要过美妙的一天，而且要过卓越的一天。

——史蒂芬·柯维

日期：_____年____月____日（星期_____）

今天是我正式戒烟的第____天

祈祷词

_____

_____

_____

_____

_____

_____

_____

_____

_____

_____

_____

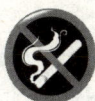

今天戒烟的感受：

【壹】身体感受：

_____

_____

_____

_____

_____

_____

【贰】心理感受：

_____

_____

_____

_____

_____

_____

_____

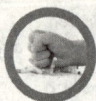

【叁】今天烟狼有什么反应？

_____

_____

_____

_____

_____

_____

【肆】今天烟狼曾以什么方式/假象来恐吓、诱惑我？
我是怎么对付它的：

_____

_____

_____

_____

_____

_____

_____

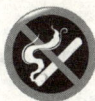

当决定完成某件重要的事情的时候，我们常常会经历与内心魔鬼的战斗。这些魔鬼会讲述各种理由让你别去做刚才决定去做的事情。击败魔鬼最有效的方法是，在自己的日常生活中经常取得胜利，即使是很小的胜利。

——希鲁姆·W. 史密斯

日期：_____年____月____日（星期_____）

今天是我正式戒烟的第_____天

祈祷词

_____

_____

_____

_____

_____

_____

_____

_____

_____

_____

_____

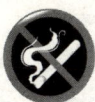

今天戒烟的感受:

【壹】身体感受:

_____

_____

_____

_____

_____

_____

【贰】心理感受:

_____

_____

_____

_____

_____

_____

_____

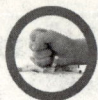

【叁】今天烟狼有什么反应？

_____

_____

_____

_____

_____

_____

【肆】今天烟狼曾以什么方式/假象来恐吓、诱惑我？我是怎么对付它的：

_____

_____

_____

_____

_____

_____

_____

_____

_____

_____

_____

_____

_____

_____

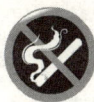

摆脱痛苦、求得长期解决的最好方法，往往是唯一的方法，就是首先要理解造成这种痛苦的根本性问题。就像那些人类历史上最重要的突破一样，问题的解决方案来自于与旧观念的彻底决裂，你必须改变自己以前的思维模式。

——史蒂芬·柯维

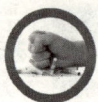

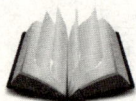

般若波罗蜜多心经

——玄奘法师译

观自在菩萨。行深般若波罗蜜多时。照见五蕴皆空。度一切苦厄。舍利子。色不异空。空不异色。色即是空。空即是色。受想行识。亦复如是。舍利子。是诸法空相。不生不灭。不垢不净。不增不减。是故空中无色。无受想行识。无眼耳鼻舌身意。无色声香味触法。无眼界。乃至无意识界。无无明。亦无无明尽。乃至无老死。亦无老死尽。无苦集灭道。无智亦无得。以无所得故。菩提萨埵。依般若波罗蜜多故。心无挂碍。无挂碍故。无有恐怖。远离颠倒梦想。究竟涅槃。三世诸佛。依般若波罗蜜多故。得阿耨多罗三藐三菩提。故知般若波罗蜜多。是大神咒。是大明咒。是无上咒。是无等等咒。能除一切苦。真实不虚。

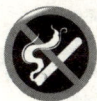

故说般若波罗蜜多咒。即说咒曰：揭帝揭帝。波罗揭帝。波罗僧揭帝。菩提僧莎诃。

《心经》解读

——王雷泉教授

《心经》只有 260 字，字句简略，是六百卷《大般若经》的精髓。近代著名佛学家欧阳竟无先生最得意的作为晚年定论的两部书，一部是《心经读》，一部是《中庸传》。他认为《中庸》是儒家哲学的核心，而《心经读》是他对佛学的晚年定论。他在《心经读》中讲道："故不读六百卷，不足以读寥寥几句；而不读寥寥几句，又不足以读六百卷也。"指的就是《心经》在《大般若经》里的核心地位。当然，《心经》的"心"，与我们刚才讲的从心开始的"心"是两个不同的概念。《心经》的"心"，是枢要、中心思想的意思，也就是般若学最精要的教义所在。

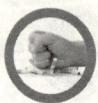

【经文】观自在菩萨，行深般若波罗蜜多时，照见五蕴皆空，度一切苦厄。

"观自在"，就是观世音菩萨。"观世音"里面有一个"世"字，唐朝时为了避李世民之讳，简称为观音，玄奘法师把它翻译成观自在。

"行"，修行的是甚深的观照般若。般若有实相般若、观照般若、文字般若，这里是指观照般若，在甚深禅定状态下开发出来的深层智慧，方能观照到宇宙人生的实相。

"照见五蕴皆空"，意思就是说，构成生命的种种现象，都待因缘而起，都无自性，无自性故空。观音菩萨所照见的宇宙人生的实相，在经文里以五蕴为代表而作重点阐发。五蕴是原始佛教时期就建立起来的一组概念，用以解释生命的存在，后来又扩大到宇宙万物，是构成宇宙一切法的物质与精神现象的五种要素。解释我们个人身与心方面的是五蕴，解释我们个人之外物质与精神一切法的也是五蕴。蕴就是积聚、类别的意思。这里的色蕴指我们的肉体，也泛指宇宙

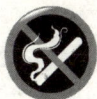

间一切物质现象。受蕴，指人的苦、乐等感觉作用。想蕴，这些感觉经验可以保存下来而成为记忆，而且记忆的感觉可以重新拼装，因此形成种种的想象。行蕴，是决定行为的意志、意念等心的作用。识蕴，就是我们的思维主体。除了物质性的色蕴之外，受想行识四蕴都是指精神性的要素。五蕴所强调的主要是精神层面。"照见五蕴皆空"，表示人生宇宙实相的空的境界。一般人在日常经验中，只能看到肉体和精神活动的种种表象，并把这种表象误认为是实体性的存在。但是，如果在甚深般若智慧的观照之下，我们可以深层次地观照到这些现象其实都处在一切皆空的状态。空是一种体验性的活动，在这种体验中所观照到的空才是最深层、最真实的空。五蕴实相涵盖了欲界、色界、无色界三界，一切有成有坏、有生有灭、有染有净、有增有减、有入有出、有过去有未来有现在、有善有不善有无记等等之法，这就是世间实相。

"度一切苦厄"这一句，是玄奘法师根据般若的宗教精神增补上去的，来对应下文的"无有恐怖，远离颠倒梦想"。

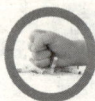

【经文】舍利子！色不异空，空不异色，色即是空，空即是色。受想行识亦复如是。舍利子！是诸法空相，不生不灭，不垢不净，不增不减。是故空中无色，无受想行识；无眼耳鼻舌身意，无色声香味触法，无眼界，乃至无意识界；无无明，亦无无明尽，乃至无老死，亦无老死尽；无苦集灭道；无智亦无得。

经文第二大段，是辨明甚深般若所观之境，阐述般若无住去执的中道精神，来显示诸法实相就是空相，断除我们对法的执着。

这些法表现为：五蕴、十二处、十八界三科；说明生命流转与还灭的十二缘起支；构成佛教教义总纲的四谛；以及成就果位的智与得（菩提与涅槃）等。《金刚经》也是这样来破一切法执："若以色求我，以音声见我，是人行邪道，不能见如来。"若执着表面现象及名相，就不能见到如来的法身，不能真正契合涅槃的境界。所以，不仅要破除我执，还要破除种种对概念与名相的执着，破除从原始佛教以来对指称宇宙与生命存在的一切概念的执着。这些概念由于分类

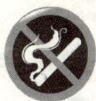

标准、观察角度的不同而有种种的说法。横的方面如五蕴、十二处、十八界，纵的方面如十二因缘、苦集灭道等等。

小乘佛教通过对缘起现象的解剖和分析，得出无我的结论。比如说，对于流转于生死的那个主体自我，小乘佛教把它分析为色受想行识五蕴的暂时聚合。就像车子，把它分解完了，车子在哪里？由此得出无我的结论。一切由于条件、关系而组成的事物，必然会由于条件的变化而变化，从而得出不存在永恒常存的自我的结论。但对小乘来讲，构成暂时存在现象的要素，则是有的。就像车子，把它分解为车轮、车胎、车架，车子是没有了，但构成车子的零部件是有的。我们人是无我的，但构成人的色受想行识五蕴是现实存在的。小乘这样对空的理解，叫做析空观。

大乘佛教认为这种分解式的析空观，虽然可以破除独立的自我观念，但还存在对法体的执着。大乘是当体即空，当下即空。在一切缘生法存在的当下，就观照它一切皆空的本质。这个体空观最核心、最精要的表述，就是"观自在菩萨，行深般若波罗蜜多时，

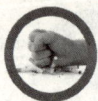

照见五蕴皆空"。就在我们当下生命的流转之中，照见它的本性是空。

《心经》的照见五蕴皆空，重点谈的是色与空的关系。就像《金刚经》说要不住六尘而行六度万行，首先以布施度来说事。三轮体空，不仅仅只是说布施，而是指一切善行，要以三轮体空的精神行一切善。观音菩萨在此以五蕴中第一色蕴为例，阐述物质现象与空性相依不二的关系。

物质现象都是依赖一定条件而产生并存在，当特定的条件关系消失以后，物质也就不能维持它原来意义上的存在。一切都在变化之中。任何物质现象都是生生灭灭，并没有永恒不变的本体（自性）。无自性故空，故说"色不异空"。我们在物质现象存在的当下，就要见到空的本质。从另一方面来讲，空在哪？空并没有离开我们的物质现象，我们不能离色去找空。空的本质，就存在于一切物质现象之中。空不是独立于物质之外的实体性的存在，所以说"空不异色"。

从修行的实践来讲，大乘的体空观引进了慈悲的精神，度化一切苦难众生的精神，不离开世间众生的

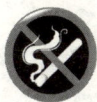

精神。存在本身就是空，但众生主观上执着有，堕在生死轮回的种种痛苦之中。针对众生堕落在有中，为唤醒这种幻觉，所以强调"色即是空"，来破除我们对有的执着。

第二段经文，重点以色蕴作为个案，讨论了色蕴与空性之间辩证不二的关系。其他四蕴依此类推。如果照梵文直译："受不异空，空不异受，受即是空，空即是受。想不异空，空不异想，想即是空，空即是想。行不异空，空不异行，行即是空，空即是行。识不异空，空不异识，识即是空，空即是识。"像绕口令一样。玄奘法师干脆把它简化："受想行识，亦复如是。"

经过拔除这些概念之后，展示了存在的最真实状态。

【经文】诸法空相。

诸法空相就是实相，也就是《金刚经》所说的实相无相，"凡所有相，皆是虚妄"。诸法缘起性空，离

221

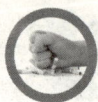

开了有与空的二边，故无定相可执。因为事物的相状都处于变动之中，所以经文里举出三对矛盾：生与灭、垢与净、增与减。我们不应该执着这些矛盾对立面的任何一边，要超越两边而遨游其中，做到真正包含两边又超越两边的全体大用，进入实相的境界，进入佛菩萨所处的法界的境界。

同样，在空的观照之下，一切说明世间与出世间的名相，如五蕴、十二处、十八界三科法门，乃至十二支缘起和四谛法门，都是帮助我们认识世界、改造世界和解脱自身的种种方便、假名施设，它们本身都不是独立于诸法空相之外的定相。任何名相都是帮助我们说明世界的概念，是假名意义上的存在。所以相不可以执实，一执实就不是实相。当然，我们要说明实相，又不能离开这些名相。

【经文】无无明，亦无无明尽，乃至无老死，亦无老死尽。

这一段很容易造成人们的误解。佛教以从无明到

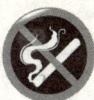

生死的十二支缘起，说明了现象界生死流转的原因和结果。生命的轨迹有十二个环节：无明、行、识、六处、名色、触、受、爱、取、有、生、老死。由无明顺流而下的叫流转缘起，解释了我们三世轮回的原因与结果。所以，我们要解脱生死轮回，就一定要逆转生死之流，那就是还灭缘起。从老死这一苦果往前追溯，一直追溯到断除生死流转的根源，断尽无明，达到不再流转于从生到老死的这么一个终极的解脱境界。到了这个境界，我们与佛平等而无差别。所以在毕竟空之中，在诸法空相之中，就不再有十二因缘的名相差别。

【经文】无苦集灭道。

佛教的基本教义用"一二三四"来表述，苦集灭道就是四条总纲，也是对十二缘起支顺逆两种缘起的更加系统的表述。苦集二谛，是流转缘起的内容，解说了世间苦难的因果关系，有如是烦恼之因（集谛）方有如是世间缺陷之果（苦谛）。四谛的第二重因果

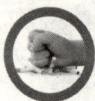

关系是灭谛与道谛，是还灭缘起的内容。所以完全达到解脱的时候，也就不存在十二缘起，也就不再有苦集灭道。这是到成佛的境界，我们才可以这么说。就像《金刚经》中所说，佛所说的种种法都是帮助我们达到解脱彼岸的船筏，当你登岸以后就不再需要船了，你还背着船干什么呢？到了这个时候，无众生可度，无佛可成。这是最高的解脱境界，也是最终极的存在。到了这个境界，就是下文所说的"无智亦无得"。

【经文】 无智亦无得。

智，就是认知的主体；得，泛指对象，亦指修行实践的结果，比如获得了小乘的四果，或者成就了大乘菩萨的行位。藏译本则加一句："无智亦无得，亦无不得。"如此可以避免落入断灭空的误解中。从般若不着两边、双遣中道的性格看，应超越主与客、"得"与"不得"的区别。这是解脱者观音与舍利子在讨论解脱的终极境界时所作的最经典的表述。这里的"无智亦无得"，实际上是隐含了"亦无不得"。我们谈到彻底的

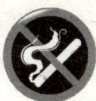

毕竟空，按照二谛中道智慧，在具体的修行当中，我们千万不要说"无苦集灭道"，那就陷入断灭空。

【经文】以无所得故，菩提萨埵，依般若波罗蜜多故，心无挂碍。无挂碍故，无有恐怖，远离颠倒梦想，究竟涅槃。三世诸佛，依般若波罗蜜多故，得阿耨多罗三藐三菩提。

这一大段，显所得果，体证"空"对实践菩萨行的效果。体证空，即"行深般若波罗蜜多"，是悲智双运的菩萨行实践。

观音菩萨再次重申，用无所得的心，去除对一切名相乃至解脱境界的执着，做到心无挂碍。挂碍是内心活动的执着执取而形成的精神上的障碍。按照窥基大师的解说，挂指的是烦恼障，碍指的是所知障。烦恼障是来自于我们感性方面、欲望方面的障碍；所知障是来自于知性层面的、语言概念意义上的障碍。

由于空代表了真实的存在，所以《般若经》强调，只有通过般若波罗蜜多才能当面把握。体证空所

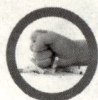

产生的效果，用这么三句话来表述："无有恐怖，远离颠倒梦想，究竟涅槃"，以至获得无上正等正觉。恐怖是指对生死、生活不安定等所形成的恐惧。远离颠倒梦想，是要超出一切不正当不如实的境界。因为心无挂碍，菩萨行者，依般若波罗蜜多的作用，内心的活动再也不受所知障、烦恼障的局限。

注：王雷泉，1952 出生，复旦大学哲学系教授、博士生导师，著名佛教哲学家。

戒烟后的注意事项

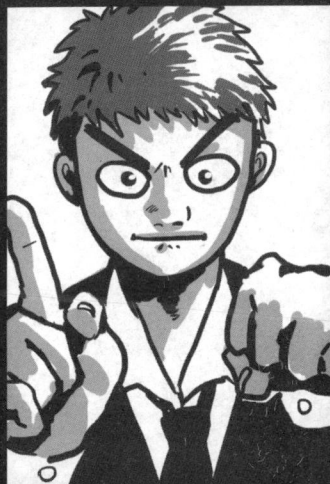

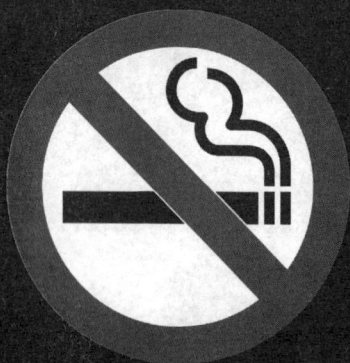

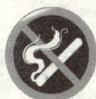

当决定完成某件重要的事情的时候，我们常常会经历与自己内心魔鬼的战斗。这些魔鬼会讲述各种理由让你别去做你刚才决定去做的事情。击败魔鬼的最有效的方法是，在自己的日常生活中经常取得胜利。当你做了什么正确的事情，请留出点时间体会一下自己的感受。即使是很小的胜利也能对你的自信和动力产生美妙的效果。每天自觉地完成某项与你珍视的事情有关的任务，将有助于抗击内心的魔鬼。

——希鲁姆·W. 史密斯

警告一：戒烟后要特别当心你的烟民朋友。

一旦烟民摆脱了烟瘾，就会想："好，我解决了这个问题，那么接下来怎么办？"尽管他很高兴变成非烟民，但与烟民一起度假狂欢时，前烟民就会想："不对，狂欢的人应该是我，而不是他。"前烟民忘记了这一点：烟民之所以狂欢，并不是因为在吸烟，而是因为在度假。事实上烟民可能根本没意识到自己在

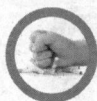

吸烟，否则就会感到不适和惭愧。他也想和前烟民一样，完全远离这个梦魇。

烟民戒烟后努力避免想到吸烟，但事实上他可能连续数天都在考虑吸烟的事，想着自己不再有吸烟的需求或欲望是多么美好的事情。

除了紧张之外，他通常还非常困惑："我想戒烟，但我又真的很喜欢吸烟。吸烟会严重伤害我的身体，但没有烟我又不知道该怎么办？戒烟可以省钱，我的家人一定会非常高兴，我自己也会感到骄傲，但戒烟会引起可怕的痛苦，我有足够的意志力吗？我真的可能完全戒掉吗？现在戒烟真的是合适的时机吗？戒烟后我还能享受美食吗？"毫不奇怪，多数烟民都会精神崩溃，因为他们的精神长期处于纠结挣扎之中。

就像零食和新衣能抚慰孩子一样，如果戒烟者正在经历不幸，他们复吸又有什么令人奇怪之处。尤其是，如果他们被 6 个烟民包围着，而这些烟民都点着头附和同意上面的那番高论，他们复吸就更不足为奇了。

所有瘾君子在戒毒失败后的自然反应，就是确保

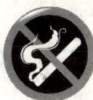

他们有很多同伴，尤其在付出巨大努力却仍然失败之后，更是如此。这就是"毒品"的邪恶之处！99%的人都是在朋友、同事以及新人的影响下，才染上了烟瘾。如果你已经戒了烟，却又复吸，其原因往往与第一次完全相同，要不就是当你在戒烟后遭遇严重的危机时，总会有个烟民主动诱惑你。烟民朋友其实就是戒烟的大敌。

许多人吸烟往往同一定的生活、环境、情绪状态联系在一起，因此应设法避免这些因素的影响。比如，你在写作或思考问题时喜欢一支接一支地抽烟，那么就可有意识地在身边放点瓜子、糖果之类的点心来替代香烟。

对于外来的抽烟刺激，也应尽量避免。当别人敬烟时，对初次见面者可说不会抽，对朋友可说喉咙不舒服或直言已戒烟了。只要态度诚恳坚决，别人一般不会强行敬烟。

警告二：戒烟后千万不可再次尝试吸烟。

前烟民为不能吸烟而痛苦不已，但如果他真的抽

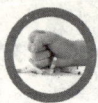

了烟，却会更加痛苦。由于无法吸烟，他感到被剥夺了自由。就像水龙头上的水滴无法抗拒重力作用而滴进水池一样，他也无法抗拒吸烟的诱惑力。于是，他抽了一根烟，烟的味道真糟糕，但此时烟碱开始进入体内。当他扔掉烟蒂时，烟碱开始消退，一个微弱的声音说："真难闻，但我还想抽一根。"另一个微弱的声音说："你不能再抽了，否则会再次上瘾。"于是，他安全地度过了一段时间。但下一次，当他又被诱惑时，就会对自己说："我没有上瘾，所以我完全可以再抽一根。"但事实上，他又上瘾了。戒烟者戒烟以后会很开心，但偶尔仍然会想抽根烟。当痛苦降临到身上，或者仅仅是喝醉酒的时候，他就会抽根烟，并发现味道并不好。他心想："我不会再次上瘾的。"但其实已经再次上瘾了。

对一个戒烟者最重要的忠告是永远不要再抽一口烟！请记住，要终身做个非烟民，唯一的关键是永不再吸烟。如果你想抽一根烟，就会想抽第二根、第三根。请铭记：你要么上瘾，要么完全不吸烟，没有"偶尔吸烟"这回事。

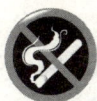

警告三：戒烟后千万不可通过药物来应对空虚和焦虑。

有些烟民希望通过药物来解决戒烟时产生的空虚感和焦虑感。但这样做只会使情况更糟糕。试想一下，当油箱快空的时候，拆除油压警示灯（而不是把油箱加满）能解决问题吗？如今，很多医生发现，镇静药和安眠药引起的问题比它们所解决的还多，这些药物与酒精具有类似的功能，它们会使患者转移注意力，但不能彻底治愈。当药效退去，患者就需要再次服用药物。由于药物本身就是毒品，对身心具有副作用，因此身体会产生抗药性。这样，在原有的压力之上，患者又必须承担药物依赖所导致的身心压力。最终，身体对药物产生充分的免疫力，药物便无法再创造出压力缓解的假象。此时，患者通常就得加大药物剂量和增加服药次数，或者改用更有效也更有害的药物。在这个过程中，患者也越来越快地沉入无底的深渊。

人的一生中总有倒霉的时候，每当这些时候，人们的自然反应就是向传统的精神寄托——酒和烟寻求

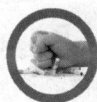

安慰。事实上，消除压力的唯一途径就是根除压力的根源。通过吸烟、喝酒假装压力不存在是没有意义的，它们只会使现状更糟糕，或让你觉得现状更糟。

我们常常教导男孩子不要哭泣，却不知道此时我们在试图消除痛苦的症状而不是根源。哭泣是释放焦虑的自然途径，所有人在哭泣后，都会感到稍稍放松。

咳嗽也一样，咳嗽并不是疾病，相反，这是自然的另一种生存技巧。它有助于排除肺部的毒物，就像呕吐有助于排除胃中毒物一样。烟民认为咳嗽是一种疾病，便形成了浅呼吸的习惯，以免引起咳嗽，这种做法是错误的，最终患上肺癌的往往就是那些不咳嗽的烟民。

警告四：戒烟后千万不可放松对吸烟的警惕。

戒烟后，你不仅会感到身体和精力得到了很大的改善，自信心和自尊也会大大增强。你甚至会怀疑："我真的曾经沉沦得那么严重吗?"几个月以后，你将难以相信自己曾经必须吸烟，更不用说曾经让香烟主宰你的生活。此时，你会很容易受到诱惑。

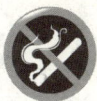

在戒烟之后，你会和非烟民一样遭遇人生起伏，如果碰到这些情况，就开始想要吸烟，你将因为假象而受苦。尽管你此时没有吸烟，不用承受香烟留下的空虚感，但当你执着于一种并不存在，也不可能存在的假象，或寻找根本不存在的替代物时，空虚感就产生了。

在戒烟以后，你还会和非烟民一样遭遇很多常见的危险，这些情形都可能诱发你吸烟。

与其静候这些时刻的到来，并希望自己在那时已经忘了有关吸烟的一切，远不如预料到它们的存在，并提前做好心理准备。

你需要扪心自问，对你来说，哪些场合更可能存在问题或危险，然后提前做好相应的心理准备。

请提前意识到，你将经历一段危险期：你可能喝得醉醺醺，或身处烟民之中，也可能遭遇创痛。在那些时候，你会卸下防御。

请现在就预测那种场合的存在，并将其纳入你的誓词之中，如果它们真的降临，你已经预先做好准备，因此不会受骗而再次点燃香烟。

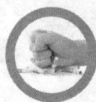

生活中很多情形都会使前烟民感到"我想要或需要抽根烟"。无论是在他们刚掐灭最后一根烟后数小时或数天之内，心里仍然保持警惕之时，还是在对吸烟彻底放松警惕之时，都是如此。他们必须消除所有这些诱因。

你要经常重温戒烟誓言，铭记戒烟决心和理由，向信仰对象祈祷。如果不这样做，过些日子，这些决心和理由就可能会逐渐消失，而且你对于吸烟的记忆会变得模糊不清，10年之后，你可能连当初上瘾的原因都记不起了，因此请将终身戒烟的想法根植在心中，让它们保持鲜活，这样，即使绝大部分细节会消失，不再吸烟的决心也不会消失。

参考文献

1. 亚伦·卡尔．这书能让你永久戒烟：终极版．聂传炎译．长春：吉林文史出版社，2011．

2. 查尔斯·都希格．习惯的力量．吴奕俊等译．北京：中信出版社，2013．

3. 史蒂芬·柯维．高效能人士的第八个习惯．陈亦明等译．北京：中国青年出版社，2010．

4. 史蒂芬·柯维，希鲁姆·W．史密斯．生命中最重要的．陈允明，龙胜东译．北京：中国青年出版社，2010．

后　记

在前言中，我曾说，这本书可以让你认清烟碱和烟瘾的真相，并用21天的时间彻底战胜烟瘾。我相信你已经做到了。

请不要对自己取得的成功感到惊讶。实际上，在你第一次生起戒烟念头的时候，哪怕只是一个闪念，你戒烟成功的因便已在心田里种下，它在等待能让它成熟的机缘。这本书就是你内心一直在等待的那个缘。

今天，你可能已经告别了被烟碱奴役的生活，重新开始了一段全新且充满活力的人生旅程。但是，你和包括烟碱在内各种有害成瘾物质的较量将会持续下去。在今后的人生中，不管你在生活中遭遇到怎样的压力，身体出现怎样的不适，面对怎样的诱惑场景，请记住自己的庄严承诺：**永远不再吸一根烟**！

这是一本拥有着神奇力量的书，因为它寄托了无

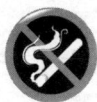

数烟民及其亲人对戒烟成功的渴望，同时也得到了冥冥中各种助力和大慈悲愿力的加持。所以，希望你在戒烟成功之后不要忘记了仍在烟瘾泥沼中苦苦挣扎的其他烟民，请将这本手册推荐给你的烟民朋友，让他们跟随你的脚步彻底戒掉烟瘾，这不但可以为他人节省下巨额的吸烟费用，还将挽救他人的生命，具有极大的功德。

同样，如果你是某个组织的领导人，经由你的推广和传播，让更多的烟民脱离烟瘾的囚牢，你所得的福德也将不可限量。

如果你因为某种原因戒烟失利，请不必沮丧，更不要因此一蹶不振，从此自甘堕落。请收拾好旧的手册，再去购买一本《观照法戒烟手册》，重新开始观照内心，继续坚持戒烟。请记住，在超越自我的过程中出现反复是正常的，要给自己试错的机会。当然，也要将每次跌倒的地方记清楚，并记入日志中，避免重蹈覆辙。转变命运的道路可能不会一直都十分平坦，但只要有愿景、信心，就一定有希望。

如果你在阅读并实践本书过程中有什么体会或问

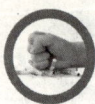

题，可通过 gzf_jysc@ sina. com 联系本书作者。分享成功戒烟的经验不但可以坚定你戒烟的决心，也将鼓舞其他希望戒烟朋友的信心。

最后，我还要告诉所有读者一个隐藏在本书中的秘密：只要善用这本书传授的方法，你可以戒掉几乎所有的心瘾，包括烟瘾、酒瘾甚至毒瘾。

祝愿你享有真正的安详、和谐与快乐！

作者
2014 年 10 月